Sabina Hotzenköcherle

Funktionelle Dysphagie-Therapie

Ein Übungsprogramm

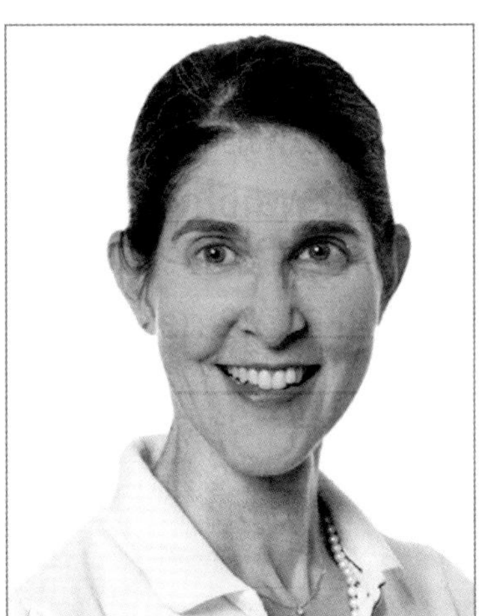

Sabina Hotzenköcherle arbeitete nach dem Diplom für Logopädie 1996 an der Hochschule für Heilpädagogik in Zürich kurz im Kinderbereich. An der Ohren-, Nasen- und Halsklinik des Universitätsspitals Zürich lernte sie die logopädische Arbeit mit Erwachsenen kennen und schätzen und bildete sich berufsbegleitend bis 2001 zur diplomierten klinischen Logopädin weiter. In kontinuierlicher Weiterbildung (Schweiz, Österreich, Deutschland und USA) konzentrierte sie sich schwerpunktmäßig auf den Hals-Nasen-Ohren-Bereich.

Seit 2002 arbeitet sie selbstständig innerhalb einer HNO-Praxis in Zürich. Im Herbst 2011 hat sie den berufsbegleitenden Masterstudiengang „Logopädie" an der Donauuniversität Krems abgeschlossen. Ihr umfangreiches Wissen gibt sie in Vorträgen, Schulungen, Publikationen oder in der Ausbildung an verschiedenen Schweizer Fachhochschulen weiter.

Sabina Hotzenköcherle

Funktionelle Dysphagie-Therapie

Ein Übungsprogramm

Schulz-Kirchner Verlag

Bibliografische Information Der Deutschen Nationalbibliothek
Die Deutsche Nationalbibliothek verzeichnet diese Publikation in der Deutschen Nationalbibliografie; detaillierte bibliografische Daten sind im Internet über http://dnb.d-nb.de abrufbar.

8., vollständig überarbeitete Auflage 2024
7., unveränderte Auflage 2021
6., überarbeitete Auflage 2019
5., geringfügig überarbeitete Auflage 2016
4. Auflage 2013
3., überarbeitete Auflage 2010
2. Auflage 2007
1. Auflage 2003
ISBN 978-3-8248-1327-8
e-ISBN 978-3-8248-9875-6
(Die Auflagen 1 bis 7 sind unter der ISBN 978-3-8248-0429-0 und e-ISBN 978-3-8248-0776-5 erschienen)

Mollweg 2, D-65510 Idstein
Vertretungsberechtigte Geschäftsführer: Dr. Ullrich Schulz-Kirchner, Martina Schulz-Kirchner
Lektorat: Doris Zimmermann
Umschlagfotos: © VITA Marketing (Hintergrund), © BillionPhotos.com (Besteck), © Harald Biebel (Wasserglas) – alle Adobe Stock
Druck: TZ-Verlag-Print GmbH, Bruchwiesenweg 19, 64380 Roßdorf
Printed in EU

Inhaltsverzeichnis

Vorwort

Bei der chirurgischen und radiotherapeutischen Behandlung von Patienten mit Karzinomen der Mundhöhle, des Pharynx und Larynx spielt die Schluckrehabilitation neben der Sicherung der Atemwege und Erhaltung der Stimm- und Sprechfunktion eine zentrale Rolle. Durch den Einsatz modernster Operationstechniken und mikrovaskulärer Rekonstruktionsverfahren wird alles daran gesetzt, die Schluckfähigkeit des Patienten zu erhalten. Da sich nach ausgedehnten Operationen oder Bestrahlungen die physiologischen Schluckvorgänge verändern, müssen zur anschließenden Rehabilitation spezielle Übungsbehandlungen durchgeführt werden.

Frau Hotzenköcherle ist es gelungen, in ihrer Arbeit die verschiedensten Abklärungen und logopädischen Rehabilitationstechniken für diese Patienten übersichtlich, prägnant und mit instruktiven Schemen zusammenzustellen. Die Arbeit entstand aufgrund langjähriger praktisch-klinischer Erfahrung an der Klinik für Ohren-Nasen-Hals- und Gesichtschirurgie am Universitätsspital Zürich. Dadurch wurde eine praktische Anleitung für Logopäden und Logopädinnen geschaffen, die sich mit Patienten mit Schluckstörungen beschäftigen.

Prof. Dr. med. S. Schmid
Klinik Bethanien, Zürich

Vorwort der Autorin

Die Anzahl von wissenschaftlichen Artikeln zum Thema Dysphagie ist unüberschaubar groß! Doch bei meiner Arbeit mit Patienten mit tumorbedingten Schluckstörungen habe ich realisiert, wie wenig praktische Anleitungen für den Therapiealltag zur Verfügung stehen. Meist ist ein Arbeitstag in einer Klinik recht hektisch, wenn die Therapeutin endlich mal Zeit hätte, einige Übungen niederzuschreiben, wird ein Patient angemeldet, der unbedingt vor seinem Austritt in drei Stunden noch Beratung bräuchte ...

Aus dem Bedürfnis nach einsatzfertigen Anweisungen für die Patienten ist das praxisorientierte Buch „Funktionelle Dysphagie-Therapie" entstanden. Es soll Therapeut:innen einerseits als Entscheidungshilfe dienen, in welchem Fall welche therapeutische Intervention sinnvoll ist, und bietet andererseits praktische Kopiervorlagen an, die an den Patienten abgegeben werden können.

Das vorliegende Buch ist nach meinem post-graduate Studium aus meiner Diplom-Arbeit an der Schule für Klinische Logopädie des Universitätsspitals Zürich entstanden. Ich möchte allen Personen sehr herzlich danken, die zur Entstehung dieses Buches beigetragen haben:
Dazu gehören in erster Linie die Patienten, die mich sehr vieles gelehrt haben und die mir die Möglichkeit gaben, die Kopiervorlagen zu überarbeiten und zu verbessern.
Nicht zu vergessen sind natürlich alle meine Kolleginnen und Kollegen am Universitätsspital Zürich, die im Dysphagie-Team eine angeregte und interdisziplinäre Diskussion über diverse Probleme während der Rehabilitation von Dysphagie-Patienten ermöglichten.

Besonderer Dank gilt meinem Lebenspartner, der mich großartig unterstützte und bis zur Fertigstellung dieses Buches immer wieder motivierte!

Sabina Hotzenköcherle
HNO medic, Zürich

1 Einleitung

Bei Menschen mit Schluckstörungen ist nicht nur die adäquate Ernährung nicht mehr gesichert und die Atemfunktion bedroht, sondern auch das Lusterlebnis des Essens und Trinkens geht verloren. Denn Essen bedeutet mehr als nur Nahrungszufuhr für den Körper! Das Verspeisen von „Zürcher Geschnetzeltem“ ist ein Genuss für die Sinne und das gemeinsame Am-Tisch-Sitzen Anlass zu Gesprächen. Gemeinsame Mahlzeiten als soziale Interaktionen sind für Dysphagie-Patienten oftmals nicht mehr möglich!

Die vorliegende Arbeit setzt sich mit der Rehabilitation von Schluckpatienten auseinander. Vorausgesetzt werden Kenntnisse über die normale Physiologie des Schluckvorganges und über die Pathophysiologie bei Dysphagie-Patienten. Der Blickwinkel bezüglich Diagnostik und Therapie beschränkt sich dabei auf Patienten mit einem Karzinom

- der Mundhöhle (Lippen, Vorderzunge, Wangeninnenseite, Mundboden),
- des Pharynx (Nasopharynx, Oropharynx mit Zungengrund, Tonsillen, Velum, Hypopharynx),
- des Larynx (Kehlkopf mit Epiglottis, Taschenfalten und Stimmlippen).

Sowohl der theoretische als auch der praktische Teil konzentrieren sich auf Schluckstörungen, die nach chirurgischer Tumorentfernung und/oder Bestrahlung des Karzinoms entstanden sind. Die meisten Kopiervorlagen lassen sich jedoch auch bei Patienten mit Schluckstörungen anderer Ursache anwenden!
Nach Überlegungen zu Diagnostik und zu Rehabilitation aus logopädischer Sicht folgt eine Zusammenstellung mit Übungsanleitungen, Haltungsänderungen, Schluckmanövern, diätetischen Maßnahmen und weiteren Tipps. Damit soll der Patient zu einer effektvollen und sicheren Nahrungsaufnahme und somit zu einem Stück Lebensqualität zurückfinden.

Die Therapeutin* kann in dieser Zusammenstellung von Übungen einfach, rasch und sicher die richtigen Anweisungen für Störungen der oralen Vorbereitungsphase, der oralen Phase und der pharyngealen Phase finden. Sie findet dort Anweisungen, die bei Bedarf für die Patienten kopiert werden können, unmittelbar neben den Anmerkungen, Varianten und zusätzlichen Informationen für die Therapeutin.

Die Kopiervorlagen für den Patienten sind möglichst einfach gehalten. Sie sollen dazu dienen, die Anleitung der Therapeutin festzuhalten oder zu illustrieren, um anschließend eigenständiges Üben zu ermöglichen. Die Erfahrung zeigte, dass eine große Schrift für ältere Patienten enorm wichtig ist. Die Informationen für die Therapeutin sind in möglichst übersichtlicher Form präsentiert, ohne jedoch Hintergründe und Zusammenhänge, die für eine zielgerichtete Therapie wichtig sind, außer Acht zu lassen.

Um nicht nur Logopädinnen anzusprechen, weil in verschiedenen Kliniken auch Ergotherapeutinnen oder Physiotherapeutinnen mit Zusatzausbildung für die Dysphagie-Therapie zuständig sind, wird im folgenden Text der Begriff „Dysphagie-Therapeutin“ oder „Therapeutin“ verwendet.

---

* Im Folgenden wird zugunsten einer einfacheren Lesbarkeit für Patientinnen und Patienten oder Ärztinnen und Ärzte jeweils die männliche Form und für Logopädinnen und Logopäden, Therapeutinnen und Therapeuten oder Ernährungsberaterinnen und Ernährungsberater die weibliche Form verwendet. Vertreter des anderen Geschlechtes sind selbstverständlich mitgemeint.

2 Dysphagie nach chirurgischer und (chemo)radiologischer Tumorbehandlung

Unter dem Begriff Dysphagie wird eine Beeinträchtigung einer adäquaten Nahrungszufuhr verstanden.
Einerseits kann das Kauen, das Herstellen eines schluckfertigen Bolus oder der Transport des Bolus rückwärts - abwärts beeinträchtigt oder in gravierenden Fällen sogar unmöglich sein. Als Komplikationen können sich dabei Mangelernährung und/oder Dehydration ergeben.
Andererseits kann eine mangelhafte Schluckfähigkeit die Atemfunktion bedrohen und durch Aspiration von Speichel, Getränken oder Speisen zu einer Pneumonie führen.

Die durch Bestrahlung oder chirurgische Entfernung eines Tumors bedingten organischen Schluckstörungen sind nach den neurologischen Erkrankungen die am häufigsten auftretenden Dysphagien.

Dabei ist der Schweregrad einer Schluckstörung abhängig von:
- der Größe des entfernten Tumors
- der Lage des entfernten Tumors
- der Art des Defektverschlusses oder der Defektdeckung
- der Art eventueller Bestrahlungsfolgen

D. h. die strukturellen Veränderungen führen zu pathophysiologischen Auswirkungen, welche wiederum zu verschiedenen Symptomen einer Dysphagie führen.[1]

<table>
<tr><th>Strukturelle Veränderung</th><th>Pathophysiologische Auswirkungen</th><th>Symptomatik</th></tr>
<tr><td>Gewebsvermehrung
(z. B. Entzündung, Ödem)</td><td>- Passagebehinderung
- mangelhafter Druckaufbau</td><td rowspan="3">- gestörte Boluszerkleinerung
- gestörte Bolusformung
- gestörter Bolustransport
- Retentionen
- Coating
- nasale Penetration
- laryngeale Penetration
- laryngeale Aspiration
- Schmerzen
- Missempfindungen
- veränderte Geschmackswahrnehmung</td></tr>
<tr><td>Gewebedefekte und Gewebeveränderungen
(z. B. fehlendes Gewebe, Narben, Atrophie der Muskulatur, Zahnverlust)</td><td rowspan="2">- Passagebehinderung
- mangelhafter Druckaufbau
- gestörte Wahrnehmung und Auslösbarkeit der pharyngealen Phase
- beeinträchtigte Beweglichkeit
- beeinträchtigte Kraft
- beeinträchtigte Koordination</td></tr>
<tr><td>Beeinträchtigung von peripheren Hirnnerven</td></tr>
<tr><td>Veränderungen der Schleimhaut</td><td>- Trockenheit
- Beläge
- Atrophie</td><td>- erschwerter Bolustransport
- veränderte Geschmackswahrnehmung
- Schmerzen</td></tr>
</table>

1 modifizierte Tabelle nach Bartolome & Schröter Morasch, Schluckstörungen Diagnostik und Rehabilitation, Seite 88

3 Diagnostik

3.1 Allgemeines zur Diagnostik

Um die therapeutische Intervention bei Dysphagie-Patienten Erfolg versprechend planen zu können, ist eine umfassende Diagnostik unabdingbar: Denn nur nach einer genauen Abklärung der einzelnen Schluckphasen können auf den jeweiligen Patienten individuell abgestimmte Rehabilitationsmaßnahmen zusammengestellt werden.
Außerdem muss die Gefährdung durch eventuelle Aspiration genau eingeschätzt werden können, um beispielsweise den Übergang von parenteraler oder enteraler Ernährung zu oraler Nahrungsaufnahme einleiten zu können.
In den meisten Kliniken hat sich die interdisziplinäre Zusammenarbeit eines Dysphagie-Teams bestens bewährt:

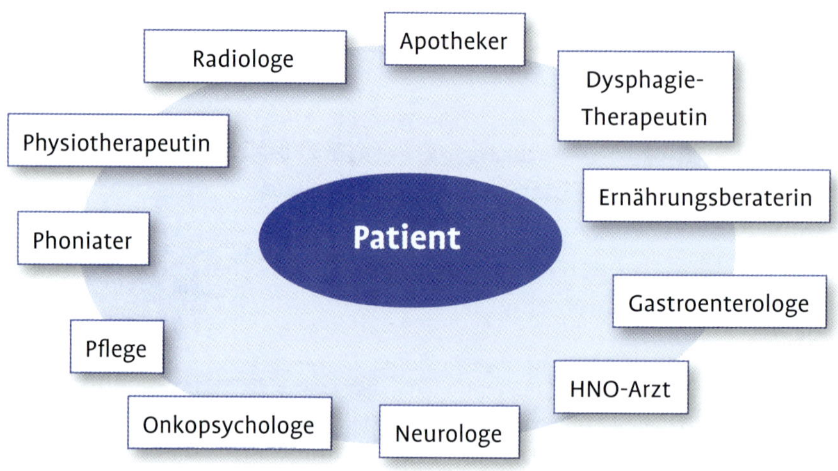

Einerseits erfordert die Planung rehabilitativer Maßnahmen Informationen aus allen oben genannten Bereichen, andererseits sind gewisse diagnostische Verfahren nur im Team durchführbar.

Beiträge der verschiedenen Team-Mitglieder:

Apotheker:	Anpassung der Medikamente an die jeweilige Schluckfähigkeit (z. B. Sirup, Brausetabletten, Wirkstoffpflaster, Injektion etc. anstelle von Tabletten)
Dysphagie-Therapeutin:	Bedside-Diagnostik: Schluckfähigkeit und evtl. Sprachbefund, Mitarbeit bei der Aufnahme und Beurteilung der Videofluoroskopie oder einer FEES, Planung orale Diät, Schlucktherapie, evtl. Sprach- u. Stimmtherapie
Ernährungsberaterin:	Ernährungsstatus des Patienten, Planung der parenteralen, enteralen oder oralen Diät
Gastroenterologe:	Einlagemöglichkeit einer PEG-Sonde zur enteralen Ernährung, Manometrie (Druckmessungen im Pharynx und Ösophagus)
HNO-Arzt:	intraoperativer Verlauf, Wundheilung und eventuell weitere geplante Eingriffe, Beurteilung der Videofluoroskopie oder der FEES (funktionelle endoskopische Evaluation des Schluckaktes)
Neurologe:	neurologischer Zustand des Patienten (v. a. Hirnnervenstatus)

Onkopsychologe:	Hilfe bei Krankheitsverarbeitung oder etwaiger Rauchentwöhnung, da eine Aufgabe des Rauchens oder Alkoholabusus auch zu spätem Zeitpunkt förderlich für die Heilung nach Tumorbehandlung ist
Pflege:	Kontakte zur Familie des Patienten, parenterale, enterale oder orale Ernährung, Beobachtung des Patienten
Phoniater:	Funktion des Kehlkopfes, Erstellen und Beurteilen einer FEES oder Videofluoroskopie
Physiotherapeutin:	Bewegungsstatus des Patienten, Planung und Durchführung von Bewegungsübungen und Lymphdrainage
Radiologe:	Videofluoroskopie erstellen und beurteilen

Die Informationen der verschiedenen Fachleute werden integriert und das vorliegende Bild gemeinsam diskutiert. Bei der Planung der individuell festzulegenden Therapieschritte wird versucht, den Anliegen aller Team-Mitglieder gerecht zu werden. Neuere Forschungsarbeiten haben deutlich aufgezeigt, dass dabei die Wünsche des Patienten eine zentrale Rolle spielen müssen!

Diagnostische Verfahren

Bei Dysphagie-Patienten nach Tumortherapie kommen dieselben diagnostischen Verfahren zur Anwendung wie bei neurologischen Patienten:

Diagnostisches Verfahren	Ziel der Untersuchung	Durchführende Person
Neurologische Abklärung der Hirnnerven	Beurteilung etwaiger zentraler oder peripherer Nervenläsionen	Neurologe, HNO-Arzt oder Phoniater
Klinische Schluckuntersuchung	Klinische Schluckuntersuchung zur Einschätzung der Schluckfunktion und möglicher Aspirationsgefahr	Therapeutin, Arzt
Videofluoroskopie	Beurteilung der oralen Vorbereitungsphase, der oralen, pharyngealen und ösophagealen Phase	im Team: Radiologe, HNO-Arzt oder Phoniater und Therapeutin
FEES (funktionelle endoskopische Evaluation des Schluckaktes)	Beurteilung der pharyngealen Phase	im Team: HNO-Arzt oder Phoniater und Therapeutin
Manometrie evtl. in Kombination mit Videofluoroskopie	Informationen über die Druckverhältnisse in Pharynx und Ösophagus während des Schluckens	Radiologe und/oder Gastroenterologe
(Lupen-)Laryngoskopie	Beurteilung der Kehlkopffunktionen	Phoniater, HNO-Arzt
Körperfett-Messung und Laborwerte Body-Mass-Index-Berechnung	Bestimmung des Ernährungszustandes des Patienten	Arzt, Ernährungsberaterin

Die Diagnose-Verfahren, die die Therapeutin zur Planung der Schlucktherapie anwendet, werden im Folgenden genauer beschrieben.

3.2 Logopädische Diagnostik (Klinische Schluckuntersuchung)

Der folgende Abklärungsbogen (S. 14 f) wurde zur Erfassung von Patienten an der HNO-Klinik des Universitätsspitals Zürich erstellt. Er soll der behandelnden Therapeutin einen knappen Überblick über die orale Vorbereitungsphase sowie die orale und pharyngeale Phase geben und ihr Leitpunkte zur Planung der ersten Therapieschritte ermöglichen, bevor eine FEES oder eine Videofluoroskopie durchgeführt werden kann. Der Bogen stellt keine Anleitung zur Durchführung der Evaluation dar, sondern sammelt die wichtigsten Fakten in knapper und übersichtlicher Form. Für die Durchführung der klinischen Diagnostik ist beispielsweise der „Kö.Be.S. Onkologie, Kölner Befundbogen für Schluckstörungen bei Patienten mit einem Plattenepithelkarzinom des Mundes, des Rachens oder des Kehlkopfes" von S. Hotzenköcherle geeignet.[2]

Die klinische Schluckuntersuchung ermöglicht eine gute Beurteilung der beiden ersten Schluckphasen, in Bezug auf die pharyngeale Phase sind jedoch nur grobe Einschätzungen möglich!
Auf der ersten Seite werden medizinische und anamnestische Angaben festgehalten und übersichtshalber nach Abschluss der Eingangsuntersuchung auch die logopädische Diagnose.

Während der Anamnese-Erhebung mit dem Patienten kann zugleich die Kooperations- und Kommunikationsfähigkeit eingeschätzt werden. Im Gespräch erhält die Therapeutin bereits Auskunft über die Stimmfunktion, denn eine heisere Stimme deutet auf einen eingeschränkten Stimmlippenschluss hin, was eine Aspiration begünstigen kann. Eine gurgelnde Stimme deutet auf bereits bestehende Penetration hin.
Zur klinischen Abklärung (zweite Seite des Abklärungsbogens) sind folgende Ausrüstungsgegenstände nötig: Spatel, Taschenlampe, Wattestäbchen, Denta Swab (Schwämmchen mit Stiel) und eventuell ein Glas Wasser. Damit werden die am Schluckvorgang beteiligten Organe untersucht, gegebenenfalls werden Schluckversuche mit Speichel oder Wasser unternommen und beurteilt. Falls in der Beurteilung der Organe in Ruhe und in Bewegung bereits ein großes Risiko für Aspiration eingeschätzt wird, können die folgenden Schluckversuche sicherheitshalber mit Wasserspray (Minimenge Wasser) vorgenommen werden.
Die aufgrund der Untersuchung gewonnenen Hinweise werden zur Therapieplanung verwendet. So können am Ende des Bogens die in Frage kommenden Therapieschritte angekreuzt werden. Beispielsweise zeichnet sich ab, welche kompensatorischen Maßnahmen in Frage kommen. Diese Maßnahmen können während einer folgenden videofluoroskopischen oder videoendoskopischen Untersuchung auf ihre Wirksamkeit überprüft werden.

Der bei neurologischen Dysphagie-Patienten häufig angewendete Schluckkontroll-Griff[3] (siehe Abbildung) lässt sich bei chirurgisch und radiologisch behandelten Tumorpatienten nur begrenzt einsetzen, da infolge von Schwellungen oder verhärtetem Gewebe eine sichere Aussage häufig nicht möglich ist.

---

2 Hotzenköcherle, Kö.Be.S Onkologie, Kölner Befundsystem für Schluckstörungen bei Patienten mit einem Plattenepithelkarzinom des Mundes, des Rachens und des Kehlkopfes

3 Logemann, Evaluation and Treatment of Swallowing Disorders, Seite 166

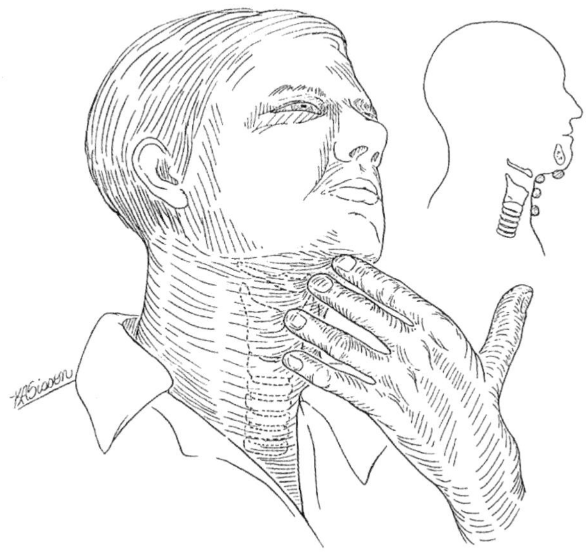

Zudem weisen Patienten als Spätfolge einer Radiotherapie oftmals einen unbeweglichen Hyoid- und Larynx-Komplex auf, was jedoch nicht bedeutet, dass Nahrungsaufnahme nicht doch möglich ist. Verschiedene Arbeiten wie Langzeitbeobachtungen von Patienten oder auch großangelegte Querschnittstudien zeigten auf, dass mittlere oder selbst schwere Aspirationstendenz kein Grund für eine Nahrungskarenz darstellen[4].

Auf die Überprüfung des Würgereflexes wird verzichtet, da ein fehlender Würgereflex nicht zwangsläufig eine beeinträchtigte pharyngeale Phase nach sich zieht und bei vorhandenem Würgereflex nicht auf eine normale Schlucktriggerung geschlossen werden kann.

4 Bianchi & Cantarella, Chronic aspiration without pulmonary complications after partial laryngectomy: long-term follow-up of two cases
Simonelli et al., Swallowing ability and chronic aspiration after supracricoid partial laryngectomy
Di Santo et al., Long-term Swallowing Function, Pulmonary Complications, and Quality of Life after Supracricoid Laryngectomy

Dysphagieabklärung für HNO-Patienten	Personalien des Patienten: Geburtsdatum:

		Datum
Anmeldung zur Dysphagieabklärung durch:		
Medizinische Diagnose: T☐ N☐ M☐		
Zuständiger Stationsarzt:	Telefon:	
Operation durch:	Telefon:	
☐ Operation	Bemerkungen:	
☐ Radiotherapie Dauer:	Bemerkungen:	
☐ Chemotherapie	Bemerkungen:	
Logopädische Diagnose	**Schweregrad**	
☐ Dysphagie	☐ schwer ☐ mittel ☐ leicht	
☐ Dysglossie	☐ schwer ☐ mittel ☐ leicht	
☐ Dysphonie	☐ schwer ☐ mittel ☐ leicht	
Bemerkungen:		

Tumorlage und Größe	**Einschätzung Schluckphasen**
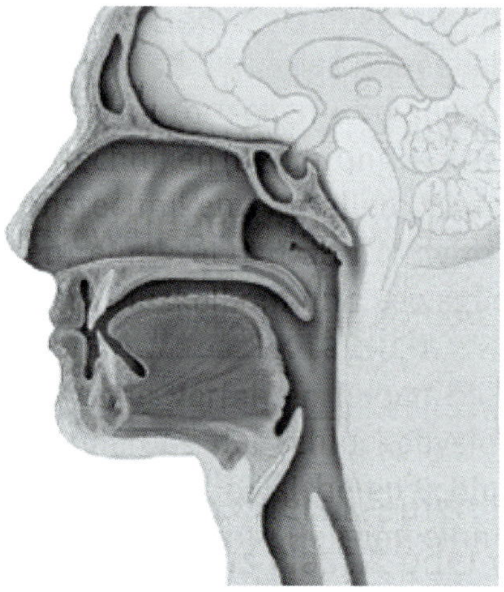	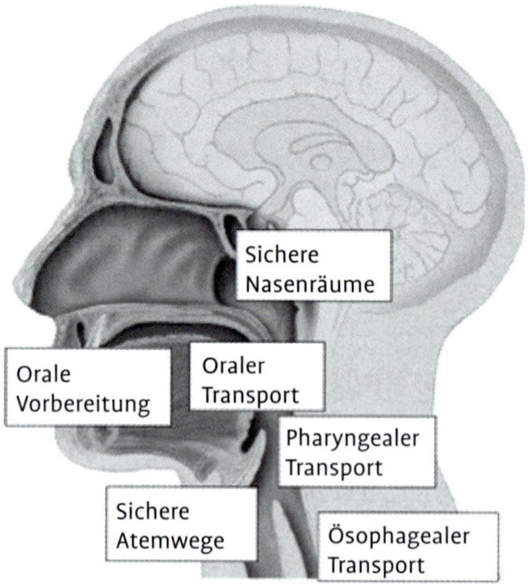
Bild: By Patrick J. Lynch, medical illustrator (http://creative commons.org/licences/by/2.5), via Wikimedia Commons	☐ ROT = schwer beeinträchtigt ☐ ORANGE = beeinträchtigt ☐ GRÜN = normal

Anamnese	☐ Patient	☐ Angehörige	☐ andere
Subjektive Beschreibung der Schwierigkeiten (Motorik, Sensorik, Umgang mit Speichel, Schmerzen, leicht/schwer zu schluckende Speisen, hilfreiche Tricks etc.):			
Ziel der Therapie aus Sicht des Patienten:			
Ziel der Therapie aus Sicht der Angehörigen:			
Ziel der Therapie aus Sicht von:			
☐ Zahnstatus o.B.	☐ Zahnlücken	☐ Oberkieferprothese	☐ Unterkieferprothese
Größe: 1, ... m	Gewicht früher:	Gewicht jetzt:	Gewichtsveränderung: kg / Wochen
☐ COPD	☐ Pneumonie	☐ Atemwegserkrankung	wann:
Verschlucken/Husten	☐ nie	☐ selten	☐ häufig
Reflux	☐ nie	☐ selten	☐ häufig
Nasale Regurgitation	☐ nie	☐ selten	☐ häufig
Ernährung vor Eintritt	☐ normale Kost	☐ pürierte Kost	☐ anderes:
Momentane Ernährung	☐ per os	☐ Nasensonde ☐ PEG-Sonde	☐ PEJ-Sonde ☐ parenterale Ernährung
☐ Tracheostoma mit .... Kanüle		☐ gecufft ☐ entcufft .... h/Tag	☐ ohne Cuff
☐ Tracheostoma ohne Kanüle		☐ zuwachsend	☐ offen
☐ Medikamente:			
☐ Temperatur	☐ normal	☐ erhöht:	
Bemerkungen (Persönlichkeit, Schulbildung, Suchtverhalten, Religion, Familie, Compliance, Nahrungsmittelunverträglichkeit, ...)			

Klinische Abklärung		**o.B.**	**beeinträchtigt**
Funktion 1. Artikulationsstelle		☐	☐ beeinträchtigte Laute:
Funktion 2. Artikulationsstelle		☐	☐ beeinträchtigte Laute:
Funktion 3. Artikulationsstelle		☐	☐ beeinträchtigte Laute:
Phonation, Stimmlippenschluss		☐	☐ heiser, gurgelnd, nass, reduzierte Phonationsdauer von ...... .Sek.
Nasale Resonanz		☐	☐ erhöht, vermindert
Motorik/ Beschaffenh.	Lippenschluss (VII)	☐	☐ Bewegungsreichweite, Symmetrie, Kraft
	Zunge (XII)	☐	☐ Bewegungsreichweite, Symmetrie, Kraft
	Velumelevation (V, VII, IX, X)	☐	☐ Bewegungsreichweite, Symmetrie, Kraft
	Kaumuskulatur (v. a. V)	☐	☐ Bewegungsreichweite, Symmetrie, Kraft
	Mundboden (v. a. V, XII)	☐	☐ Bewegungsreichweite, Symmetrie, Kraft
	Larynxhebung (VII, ...)	☐	☐ Bewegungsreichweite, Symmetrie, Kraft
	Kieferöffnung (v. a. V, VII)	☐	☐ weniger als 3 eigene Finger, Schmerz, eingeschränkte Öffnung von .... Millimetern zwischen Frontzähnen

Klinische Abklärung		o.B.	beeinträchtigt
Hustenstoß	willkürlich	☐	☐ schwach, unmöglich
Räuspern	willkürlich	☐	☐ schwach, unmöglich
Sensibilität	Lippen (HN V)	☐	☐ eingeschränkt, fehlend, re, li
	Wangen innen (HN V)	☐	☐ eingeschränkt, fehlend, re, li
	Zunge vorn 2/3 (HN V)	☐	☐ eingeschränkt, fehlend, re, li
	Zunge hinten (HN IX)	☐	☐ eingeschränkt, fehlend, re, li
	Pharynx (HN IX)	☐	☐ eingeschränkt, fehlend, re, li
Schmerzen		☐	☐ wo:
Geschmack vorn (VII), hinten (IX)		☐	☐ eingeschränkt, fehlend, re, li
Atmung in Ruhe		☐	☐ Hochatmung, erhöhte Frequenz, COPD, Stridor
Atmung beim Sprechen		☐	☐ Hochatmung, Schnappatem, hörbar
Intraorale Schleimhaut		☐	☐ entzündet, belegt, trocken, Pilzinfektion
Speichel		☐	☐ zu viel, zu wenig, wird abgesaugt, wird ausgespuckt, zäh
Auskultation beim Schlucken von Speichel/H_2O		☐	☐ Koordinationsstörung Atem-Schlucken
Palpation beim Schlucken von Speichel/H_2O		☐	☐ verspätete, eingeschränkte Kehlkopfbewegung, Hyoidbewegung
Körpertemperatur		☐	☐ erhöht
Schluckuntersuchung			
Speichel 1. Versuch		☐	☐ unmöglich, verlangsamt, Husten, Änderung der Stimmqualität
Speichel 2. Versuch		☐	☐ unmöglich, verlangsamt, Husten, Änderung der Stimmqualität
5 ml 1. Versuch		☐	☐ Husten, Änderung der Stimmqualität
5 ml 2. Versuch		☐	☐ Husten, Änderung der Stimmqualität
10 ml 1. Versuch		☐	☐ Husten, Änderung der Stimmqualität
10 ml 2. Versuch		☐	☐ Husten, Änderung der Stimmqualität
20 ml 1. Versuch		☐	☐ Husten, Änderung der Stimmqualität
20 ml 2. Versuch		☐	☐ Husten, Änderung der Stimmqualität
Trinken aus Glas, mehrere Schlucke		☐	☐ Husten, Änderung der Stimmqualität
Bemerkungen:			

Zusammenfassung klinische Untersuchung

Dysphagie betrifft:
☐ Vorbereitungsphase ☐ orale Transportphase ☐ pharyngeale Phase ☐ ösophageale Phase

Fragen/Hinweise zur Anmeldung bildgebende Schluckuntersuchung
☐ Videofluoroskopie
☐ Endoskopische Untersuchung (FEES)

Bemerkungen:

Zusammenfassung bildgebende Untersuchung		
☐ Videofluoroskopie	☐ FEES	Datum:
Orale Phase		
Residuen	☐ nein	☐ ja, Lage:
Drooling	☐ nein	☐ ja, rechts/links
Leaking posterior	☐ nein	☐ ja
Vorbereitungsphase Dauer	☐ normal	☐ verlängert
Transportphase	☐ normal	☐ verlängert, abweichend:

Zusammenfassung bildgebende Untersuchung		
Pharyngeale Phase		
Triggerung	☐ regelrecht	☐ verzögert
Hyoidbewegung	☐ regelrecht	☐ eingeschränkte Bewegung, verzögert
Larynxbewegung	☐ regelrecht	☐ eingeschränkte Bewegung, verzögert
Residuen	☐ nein	☐ Vallecula rechts/links ☐ Sinus piriformis rechts/links
Coating	☐ nein	☐ ja, Lage:
Laryngealer Verschluss	☐ regelrecht	☐ Epiglottisabsenkung eingeschänkt ☐ Aryepiglottische Falten Bewegung eingeschränkt ☐ Taschenfaltenbewegung eingeschränkt ☐ Stimmlippenbewegung eingeschränkt
Penetration	☐ nein/PAS Grad 1 bei Konsistenz:	☐ ja bei Konsistenz: ☐ PAS Grad 2 / 3 / 4 / 5
Aspiration	☐ nein/PAS Grad 1 bei Konsistenz:	☐ ja bei Konsistenz: ☐ PAS Grad 6 / 7 / 8
Funktion oberer Ösophagus-sphinkter	☐ regelrecht	☐ eingeschränkt
Ösophageale Phase		
Transport	☐ regelrecht	☐ Transportstörung
Funktion unterer Sphinkter	☐ regelrecht	☐ eingeschränkt:
Weitere Auffälligkeiten wie Portionieren eines Bolus ...		

Therapie	☐ Restitution	☐ Kompensation	☐ Adaptation
Beratung	☐ Physiologie Schlucken	☐ präventive Maßnahmen	☐
Restitution	☐ Lippe	☐ Zunge	☐ Zungenrückbewegung
	☐ Pharynxkonstriktoren	☐ suprahyoid -- Shaker	☐ KK-Bewegung
	☐ Kehlkopfschluss	☐ oberer Ösophagussphinkter	☐
	☐ Beweglichkeit Kiefer	☐ Oberkörper	☐ Hals
	☐ Entspannung/Massage/Wärme		
Schluckmanöver Haltungsänderung	☐ Supraglottisches Schlucken	☐ Mendelsohn	☐ Reinigungsmanöver
	☐ Chin tuck	☐ Kopf drehen li/re	☐ Kopf zurücklegen
	☐ Ohr zur Schulter li/re	☐	☐
	☐ besondere Anweisungen Diät oder Platzierung Bolus:		
Bolus Therapie-beginn	☐ Speichel	☐ Wasser	☐ eingedickter Tee/Sirup/Fruchtsaft
Bolusgröße	☐ tröpfchenweise	☐ Teelöffel	☐ aus dem Glas
Trinkhilfen	☐ Trinkhalm	☐ Spritze/mit Schlauch	☐
Trinkhilfen	☐ besondere Anweisungen:		

		Datum:
Kostaufbau	☐ non per os, Nasensonde, PEG- oder PEJ-Sonde	
	☐ flüssig normal oder säurefrei, flüssige Kost, IDDSI-Level ☐ 1 ☐ 2 ☐ 3	
	☐ Brei passiert/homogen, IDDSI-Level ☐ 4	
	☐ Flüssigkeit eindicken auf IDDSI-Level ☐ 1 ☐ 2 ☐ 3 ☐ 4 mit ...... Messlöffel pro Deziliter	
	☐ pürierte, weiche Kost/ohne Zähne kaubar, IDDSI-Level ☐ 5 oder ☐ 6	
	☐ Spezialkost:	
	☐ normale Kost/Wahlkost, IDDSI-Level ☐ 7	
	☐ anderes, z. B. Diabetikerkost, koscher, säurefrei	
Bemerkungen/Notizen		

3.3 FEES (funktionelle endoskopische Evaluation des Schluckaktes)

Auch bei der funktionellen endoskopischen Untersuchung des Schluckaktes (FEES) wird eine Videoaufnahme hergestellt, die eine mehrmalige Ansicht der Resultate ermöglicht. Bestimmte Abläufe können so in Zeitlupe beurteilt werden. Im Gegensatz zur Videofluoroskopie erlaubt die Endoskopie beispielsweise auch Aussagen über den Zustand der Schleimhäute oder das Vorhandensein von Speichelseen. Wie auch beim videofluoroskopischen Schluckversuch können verschiedene Konsistenzen geprüft werden, ohne dass jedoch ein geschmacksveränderndes Kontrastmittel nötig ist (Nahrungsmittel werden einzig zur besseren Erkenntlichkeit im Pharynx und Larynx mit Lebensmittelfarbe eingefärbt).
Die Videoendoskopie ist ein sehr einfach und schnell durchzuführendes Untersuchungsverfahren und kann im Gegensatz zur Videofluoroskopie (Strahlenbelastung) beliebig oft wiederholt werden. Aus diesem Grund kann sie nicht nur diagnostisch, sondern auch therapeutisch eingesetzt werden (Biofeedback-Therapie). Manche Patienten beschreiben jedoch die Lage der Fiberoptik in der Nase und im Nasopharynx als störend sowohl vor als auch während des Schluckaktes.

Nachteiligerweise erlaubt die Videoendoskopie keine Aussagen über die orale Vorbereitungsphase und ermöglicht nur begrenzte Einsicht während der oralen Phase und pharyngealen Phase: So verschließt die Kontraktion des Pharynx die Sicht durch das Endoskop und macht so Aussagen über Abläufe wie die Elevation des Larynx, den Verschluss des Larynx oder die Öffnung des oberen Ösophagussphinkters unmöglich. Sowohl bei operierten als auch bei bestrahlten Patienten bietet sich die FEES als Eingangsdiagnostik an: Sie bietet der Therapeutin einen Überblick über die Anatomie nach Tumorbehandlung oder zeigt Strukturveränderungen wie Schwellungen, die in der Videofluoroskopie nur bedingt sichtbar sind.
Wichtige Hinweise kann eine Videoendoskopie auch im Hinblick auf die Frage geben, ob eine geblockte Kanüle entcufft werden kann oder ob sich oberhalb des Cuffs eine Speichelsäule staut.
Eine Studie mit neurologischen Dysphagie-Patienten von Schröter-Morasch et al.[5] beschreibt eine „hohe Übereinstimmung zwischen Ergebnissen der videoendoskopischen und videofluoroskopischen Untersuchung hinsichtlich des kritischsten Symptoms, der Aspiration". Zudem wird bei geübten Untersuchern auch eine hohe Sensitivität der Methode bezüglich der Erfassung von Retentionen und Penetrationen beschrieben.

3.4 Videofluoroskopie

Da der menschliche Schluckakt ein dynamischer und schneller Prozess ist, ist die Aufnahme einer Videofluoroskopie (mindestens 25 Bilder pro Sekunde) das optimale Instrument zur Beurteilung. Die Videoaufnahme ermöglicht eine anschließende Bild-für-Bild-Analyse der Bewegungen der am Schluckakt beteiligten Strukturen und des Bolus. Dadurch kann die Frage nach Vorkommen und Ursache einer Aspiration genauestens beantwortet werden.
Die Videofluoroskopie wird sowohl diagnostisch als auch therapeutisch eingesetzt: Einerseits dient sie der Darstellung der anatomischen Situation und der Beschreibung einer eventuellen Pathophysiologie; andererseits können während der Videofluoroskopiesitzung Behandlungsstrategien ausprobiert und unmittelbar evaluiert werden (z. B. Bestimmung der am einfachsten zu schluckenden Konsistenz, der sichersten Bolusgröße oder Vergleich von verschiedenen Haltungen und Schluckmanövern).
Es hat sich bei chirurgisch behandelten Patienten als sinnvoll erwiesen, das Schlucktraining vor der Durchführung einer Videofluoroskopie etwa eine Woche nach der Operation zu beginnen: So

5 Schröter-Morasch et al., Values and Limitations of pharyngolaryngoscopy (transnasal, transoral) in patients with Dysphagia

besteht die Möglichkeit, bereits mit Speichel eingeübte Schlucktechniken videofluoroskopisch auf ihre Wirksamkeit zu überprüfen.
In der erfolgreichen Teamarbeit zwischen Radiologen und Logopädinnen des Universitätsspitals Zürich während der Aufnahme einer Videofluoroskopie hat sich folgender Standardablauf bewährt:

Sicht	Konsistenz Nahrungsmittel
lateral: Lippen, Mundraum, Gaumen, Pharynx, Larynx und oberer Ösophagus-sphinkter	• flüssig • breiartig • fest
anterior-posterior: Gaumen, Mundraum, Valleculae, Sinus piriformes, oberer Ösophagussphinkter, Ösophagus und Magen	• flüssig

Routinemäßig erfolgt auch eine Untersuchung des Ösophagus. Für die Rehabilitation ist diese insofern relevant, als eine etwaige Pathologie übungstherapeutisch zwar nicht beeinflusst werden kann, aber etwaige ösophageale Auffälligkeiten durch andere Fachleute behandelt werden müssen.

Während der Untersuchung soll der Patient eine möglichst natürliche Kopfhaltung einnehmen, obwohl eine Rückwärtsneigung des Kopfes auf dem Röntgenbild weniger überschneidende Strukturen produziert. Denn die Untersuchung soll Aussagen über die Effektivität und Sicherheit des Schluckablaufes in normaler Kopfhaltung machen.

Modifikationen des Standardablaufes können in gemeinsamer Absprache zwischen der Therapeutin und dem Radiologen vereinbart werden bei:
- Wiederholung der Videofluoroskopie (z. B. eine Woche später nur noch laterale Sicht)
- bestimmter Pathologie (z. B. schräge Aufnahme bei einer Fistelbildung)
- spezifischer Fragestellung (z. B. welche Bolusgröße kann aspirationsfrei geschluckt werden?)

Da der Patient einer wenn auch geringen Strahlenbelastung ausgesetzt wird, kann die Prozedur nicht beliebig oft wiederholt werden, die Videofluoroskopie eignet sich also nicht als häufige Verlaufskontrolle. Zudem ist sie im Vergleich zur nachfolgend beschriebenen Videoendoskopie kostenintensiver und in der Planung aufwendiger.

Von vielen Patienten wird der Geschmack der Kontrastmittel als unangenehm beschrieben, in gewissen Fällen kann der unangenehme Geschmack den Schluckversuch negativ beeinflussen. Während der ganzen Untersuchung wird der Patient jedoch von keinem Untersuchungsgegenstand berührt und er kann so völlig ungestört schlucken.

Während der Erstellung einer Videofluoroskopie (Radiologe und Therapeutin) als auch während der folgenden Teamsitzung (HNO-Arzt, Radiologe, Ernährungsberaterin und Therapeutin) zur Besprechung der Resultate und Festlegung des weiteren Prozedere kann der auf Seite 20 f abgedruckte Diagnostikbogen als Protokollgrundlage verwendet werden. Eine differenzierte Auswertung der Aufnahmen orientiert sich idealerweise am standardisierten Protokoll des Modified Barium Swallow Impairment Profile[6].

6 Beall et al., Classification of Physiologic Swallowing Impairment Severity: A Latent Class Analysis of Modified Barium Swallow Impairment Profile Scores

Klinik: **VIDEOFLUOROSKOPIE** **vom ....**	Personalien des Patienten:

Therapeutin:	Radiologe:
Einweisender Arzt:	
Medizinische Diagnose:	
Operationen:	
Radiotherapie	☐ nein ☐ ja
Chemotherapie	☐ nein ☐ ja

I Anamnese und Ernährungsweise

Alter: Jahre	Beruf:
Beginn der Schluckstörung:	
subjektive Beschreibung der Schluckschwierigkeiten (motorisch, sensorisch, Konsistenzen, ...) schwierigste Konsistenz:	einfachste Konsistenz:
Momentane Ernährung:	

Größe:	Gewicht:	☐ Gewicht stabil	☐ + / - .....kg in ..... Woche
Aspirationspneumonie	☐ nein	☐ Verdacht auf	☐ ja Datum:
PEG- oder PEJ-Sonde	☐ nein	☐ in Gebrauch	☐ nicht in Gebrauch
Nikotin – Abusus	☐ nein	☐ ja:	.... pack years / Packungsjahre
Alkohol – Abusus	☐ nein	☐ ja:	
Reflux	☐ nein	☐ ja	☐ medikamentös behand.
Mundtrockenheit	☐ nein	☐ ja	
Verschlucken b. Essen	☐ nie	☐ selten	☐ häufig
Husten/Räuspern b. Essen	☐ nie	☐ selten	☐ häufig
nasale Regurgitation	☐ nie	☐ selten	☐ häufig
willkürliches Husten	☐ kräftig	☐ schwach	☐ unmöglich
Phonation	☐ normal	☐ heiser	☐ gurgelnd, nass
Artikulation	☐ normal	☐ beeinträchtigt:	
Motorik	☐ normal	☐ beeinträchtigt:	
Sensibilität	☐ normal	☐ nicht geprüft	☐ beeinträchtigt:
Tracheostoma	☐ nein	☐ ja:	
Bemerkungen:			

II Ablauf Videofluoroskopie

Fragestellung:				
Konsistenz	☐ IDDSI-Level 0	☐ IDDSI-Level 2 oder 3	☐ IDDSI-Level 4	☐ Brot
Flüssigk.-Eing	☐ Becher	☐ Löffel	☐ Spritze	☐ Milliliter genau
Schlucktechnik	☐ ohne	☐ mit:		

III Resultate Videofluoroskopie

Bild		Konsistenzen					Störung Vorbereitungsphase					Störung Orale Phase					Störung Pharyngeale Phase												Stö. Ös.Ph.	
Richtung	Technik	wasserartiges KM*	flüssig/nektarartig KM*	Pudding m. KM*	Brot oder Keks mit KM*	Wasser zum Spülen	Red. Lippenschluss	Pooling Mundraum	Kaustörung	Prädeglutitive Penetration	Prädeglutitive Aspiration	Leaking	Pooling Mundraum	Transportstörung	Prädeglutitive Penetration	Prädeglutitive Aspiration	Delay	Intradeglutitive Penetration	Intradeglutitive Aspiration	Nasale Regurgitation	Retention Valleculae	Red. Zungenbasisbew.	Red. Larynxelevation	Red. Kontrakt. Pharynx	Retention Sin. Piriform.	Postdeglutitive Penetration	Postdeglutitive Aspiration	Störung OÖ-Sphinkter	Peristaltikstö. Ösophag.	Störung UÖ-Sphinkter

* KM = Kontrastmittel

Bemerkungen/Beobachtungen:		
☐ sofortiges Husten bei Aspiration	☐ verspätetes Husten b. Aspiration	☐ silent aspiration
Beurteilung der Schluckstörung:		

IV Prozedere

☐ Schlucktherapie	☐ stationär	☐ ambulant
	☐ Anpassen der Konsistenzen	☐ Haltungsänderung
	☐ Schluckmanöver	☐ restituierende Therapie
	☐ Beratungsgespräch	
☐ Ernährung	☐ PEG/PEJ ☐ Nasensonde ☐ parenteral	☐ per os
☐ weitere Abklärungen:		
☐ Ernährungsberatung:		
☐ verantwortlich für weitere Betreuung:		
Notizen:		

4 Rehabilitation

In früheren Jahren wurden Karzinome des Larynx und Pharynx durch totale Laryngektomie behandelt. Durch die Zunahme der stimmerhaltenden Operationen, aber auch durch eine Zunahme von HPV-positiven Oropharynx-Karzinomen sehen sich Logopädinnen, Ergo- oder Physiotherapeutinnen in zunehmendem Maße mit Schluckstörungen und deren Rehabilitation konfrontiert.

Ziel der Rehabilitation von Dysphagie-Patienten ist eine möglichst rasche Rückführung von postoperativ parenteraler oder enteraler Ernährung zu bedarfsdeckender, effizienter oraler Ernährung ohne Gefährdung der Atemwege. Dadurch wird einerseits dem Patienten das Genießen einer Mahlzeit im Kreise seiner Familie oder Freunde ermöglicht, andererseits bedeutet die schnellstmögliche Wiederherstellung von oraler Nahrungsaufnahme eine verkürzte Spitalaufenthaltsdauer und ist deshalb von großem ökonomischem Interesse.

Im Gegensatz zu Patienten, die an einer neurogenen Dysphagie leiden, bei denen ein Risiko für Aspiration meist eine Nahrungskarenz bedeutet, sollten Patienten mit Kopf-/Halstumoren deutlich aggressiver bei einer oralen Aufnahme unterstützt werden. Es herrscht Konsens, dass Nahrungsaufbau unter Berücksichtigung zusätzlicher Variablen – wie hohes Alter, weiterhin Tabakkonsum oder eingeschränkte Mundhygiene oder reduziertes Immunsystem – auch bei Aspirationstendenz erfolgen kann. Durch übervorsichtige Nahrungskarenz wird dem Patienten sogar Schaden zugefügt, da es für Experten offensichtlich ist, dass die längere Nichtnutzung von Strukturen, die für ein normales Schlucken entscheidend sind, zu einer erhöhten Rate an späten Dysphagien führt.[7]

Üblicherweise wird bei der medizinischen Diagnostik eines Karzinoms des Kopfes und des Halses die TNM-Klassifikation angewendet. Diese gibt Auskunft über die Größe des Primärtumors, das Vorhandensein von befallenen, regionären Lymphknoten und das Vorkommen von Fernmetastasen.

TNM-Klassifikation bei Plattenepithelkarzinom Kopf und Hals*

Größe des Primärtumors	
T 1	≤ 2 cm Ausdehnung
T 2	> 2 cm Ausdehnung
T 3	> 4 cm Ausdehnung
T 4	infiltriert Nachbargewebe

befallene Lymphknoten (LK)	
N 0	keine
N 1	ipsilateraler LK ≤ 3 cm
N 2a	ipsilateraler LK 3 – 6 cm
N 2b	mehrere ipsilat. LK, keiner > 6 cm
N 2c	LK bilateral oder kontralateral, keiner > 6 cm
N 3	Lymphknoten > 6 cm
N x	keine Aussagen über Lymphknotenbefall möglich

Fernmetastasen	
M 0	keine
M 1	vorhanden
M x	keine Aussage über Fernmetastasen möglich

* Quelle: vereinfachte Darstellung nach Amin et al.

7 Schindler et al., Dysphagia in head and neck cancer patients treated with radiotherapy and systemic therapies: Literature review and consensus

Das TNM-System unterscheidet zwischen einer klinischen und einer pathologischen Einschätzung. Die klinische TNM-Einschätzung wird durch ein kleines c markiert: cTNM. In der Regel wird es vor der Behandlung bestimmt und wird daher auch prätherapeutische TNM-Klassifikation genannt. Die pathologische oder postoperative Klassifikation wird durch ein kleines p gekennzeichnet: pTNM. Das pathologische Staging ist erst nach einem chirurgischen Eingriff und einer Untersuchung von Gewebe möglich. Das pathologische Staging ist akkurater als das klinische Staging. Aus diesem Grunde unterscheiden sich gelegentlich die klinische und die pathologische Einschätzung.

Weitere Abkürzungen:
c: Prätherapeutisches oder klinisches Staging
p: Staging nach chirurgischem Eingriff und histopathologischer Untersuchung
a: Tumorklassifikation nach Autopsie
y: Tumorklassifikation, die nach einer neoadjuvanten Chemo- und/oder Strahlentherapie beurteilt wurde, danach folgt die Haupttherapie, in diesem Fall, eine Operation.
r: Klassifikation eines Rezidivs, also nach zunächst erfolgreich behandeltem Tumor

L: Invasion von Lymphgefäßen (0 nein oder 1 ja)
V: Invasion in Venen (0 keine, 1 mikroskopisch, 2 makroskopisch)
Pn: Perineurale Invasion (0 nein oder 1 ja)
R: Angabe, ob Tumor komplett entfernt werden konnte oder ob Restgewebe verblieb (0 Entfernung im Gesunden, 1 mikroskopische Reste an den Schnitträndern, 2 makroskopische Reste oder Metastasen)
Grading: Angabe, wie sehr das Tumorgewebe dem ursprünglichen Gewebe gleicht; G1 relativ ähnlich zum Ursprungsgewebe; G2; G3 bis G4 kaum mehr mit Ursprungsgewebe zu vergleichen)[8]

Zwischen 1960 bis ungefähr 1980 wurde zur kurativen Behandlung von Tumoren im Kopf- und Halsbereich entweder Chirurgie oder Radiotherapie eingesetzt. Später kam auch Chemotherapie gefolgt von Radiotherapie zum Einsatz. Eine groß angelegte Studie des amerikanischen Departements of Veterans Affairs (Laryngeal Cancer Study Group) zeigte 1991 auf, dass Chemotherapie vor einer Bestrahlung gegenüber einer chirurgischen Behandlung in Kombination mit einer Bestrahlung keinerlei signifikante Unterschiede bezüglich der 10-Jahres-Überlebensrate aufwies. Seit der Untersuchung von Forastiere um 2003, die inzwischen von verschiedenen Folgestudien bestätigt wurde, hat sich jedoch die Chemoradiotherapie zum Goldstandard bei fortgeschrittenem Tumorstadium entwickelt.

Als Faustregel kommen heute in Abhängigkeit von der TNM-Klassifikation folgende Therapien zum Einsatz:
- T1N0 oder T2N0 — Chirurgie oder Radiotherapie
- T2N0, T2N1 oder T3 — Chirurgie und/oder Radio(chemo)therapie
- T3 oder T4 und N2 oder N3 — Chemoradiotherapie

Bei Rezidiven oder als palliative Therapie wird manchmal auch eine Chemotherapie eingesetzt. Über die bestmögliche Therapie entscheidet ein erfahrenes Team aus HNO-Chirurgen, Radio-Onkologen und medizinischen Onkologen. Für jeden Patienten wird am sogenannten „Tumorboard" individuell aufgrund des Stagings und weiterer Gesundheitsfaktoren über die Vor- und Nachteile einer chirurgischen, radio(chemo)therapeutischen Behandlung oder über den zusätzlichen Einsatz von Antikörpern diskutiert. So wird für jeden Patienten spezifisch eine mono- oder eine multimodale Therapie zusammengestellt.

8 Wittekind, TNM-Klassifikation maligner Tumoren

4.1 Schluckstörungen nach chirurgischer Tumorbehandlung

Durch die Entfernung der am Schluckakt beteiligten Strukturen (z. B. Muskulatur, Knorpel, Knochen, Zähne, Speicheldrüsen, ...) wird das Zerkauen von Nahrungsmitteln, das Formen eines schluckfertigen Bolus oder das Weitertransportieren des Bolus durch Mundraum, Mesopharynx und Hypopharynx erschwert (Residuen, Coating), fehlgeleitet (nasale Penetration, laryngeale Penetration oder Aspiration) oder unmöglich gemacht.

Die intraoperative Schädigung peripher-motorischer Hirnnerven kann zu Parese (partielle Lähmung) oder zu Paralyse (totale Lähmung) führen, auch dadurch können die Kaufähigkeit, die Bolusbildung und der Bolustransport beeinträchtigt werden.

Die Schädigung von peripher-sensorischen Hirnnerven während der Tumorentfernung führt zu Sensibilitätsstörungen, was den Ablauf der willkürlichen Schluckphasen als auch die Auslösung (Triggerung) der unwillkürlich ablaufenden pharyngealen Phase empfindlich stören kann. Eine einwandfreie Koordination der über fünfzig am Schluckakt beteiligten Muskeln funktioniert nur bei ständigen sensorischen Feedback-Meldungen.

Vernarbungen oder Narbenzüge können auch lange nach einer erfolgten Operation und erfolgreich durchgeführten Schluckrehabilitation zu Störungen führen, indem sie die kontraktiven und propulsiven Kräfte im Oropharynx negativ beeinflussen können.

Um Atemproblemen, die durch etwaige postoperative Schwellungen verursacht werden könnten, vorzubeugen, wird bei Tumorentfernungen in Pharynx und Larynx routinemäßig eine Tracheotomie durchgeführt. Obwohl in der Literatur verschiedene Meinungen über die Größe des negativen Einflusses einer eingesetzten Kanüle diskutiert werden[9], verändert die Luftführung durch das Tracheostoma die Druckverhältnisse in Larynx und Pharynx während des Schluckens und wirkt sich hinderlich auf eine maximale Elevation des Kehlkopfes aus. Fachleute empfehlen, die Kanüle baldmöglichst, das heißt wenige Tage nach der Operation, zu entfernen und damit eine physiologische Luftführung zu ermöglichen.

Die Art und der Schweregrad einer Schluckstörung nach einer chirurgischen Tumorresektion sind einerseits durch die Lage des Tumors und die Ausdehnung der Resektion bedingt. So ist bei der Tumorresektion im Mundraum ein Sicherheitsabstand von 1,5 bis 2 cm einzuhalten. Dadurch können schon bei kleinsten Tumoren, falls eine Resektion in gesundem Gewebe angestrebt wird, große Defekte entstehen. Nur bei der Resektion eines Larynxkarzinoms können die erforderlichen Sicherheitsabstände aufgrund spezieller Verhältnisse des Lymphabflusses teilweise kleiner als 1,5 cm sein. Grundsätzlich gilt, dass die Größe des Eingriffes mit dem Schweregrad der Schluckstörung korreliert.

Andererseits ist die Art der Rekonstruktion ebenfalls von großem Einfluss: Ein einfacher Verschluss des Gewebes mit einer Naht bedeutet meist einen guten Erhalt der sensorischen Wahrnehmung. Muss hingegen eine Defektdeckung beispielsweise mit Gewebe des Unterarmes vorgenommen werden, kann die für einen reibungslos ablaufenden Schluckakt nötige Sensibilität empfindlich gestört sein.

Die funktionserhaltenden Eingriffe bei malignen Tumoren des Kehlkopfes, des Pharynx und der Mundhöhle lassen sich in Gruppen einteilen, die ihrerseits typische Schluckstörungen nach sich ziehen:

---

9 Herbst, Neurogene Dysphagien und ihre Therapie bei Patienten mit Trachealkanüle; oder Logemann, Evaluation and treatment of swallowing disorders

Zungenteilresektion

Vor allem die orale Vorbereitungsphase und die orale Phase sind durch eine Zungenteilresektion betroffen.

Grundsätzlich ist die Schluckstörung relativ geringfügig, falls nur kleine Zungenteile entfernt werden. Sobald weitere Strukturen wie etwa Teile des Zungengrundes reseziert werden müssen, sind die Auswirkungen auf den Schluckablauf gravierender. So lassen sich bei einer kleinen Zungenteilresektion, die primär verschlossen werden kann, nur kurzfristige Störungen finden. Bei der Beurteilung der Schluckfähigkeit fällt nicht so sehr das erhaltene Zungenvolumen, sondern die Beweglichkeit des erhaltenen Zungenteiles ins Gewicht. Zusätzlich schränken postoperative Ödeme die Zungenbeweglichkeit und die Sensibilität der Zunge ein, die Patienten klagen über eine Plumpheit der Zunge, sodass Boluszerkleinerung und die Boluskontrolle vorübergehend eingeschränkt sein können. Manchmal kann aus demselben Grunde auch eine Störung der Triggerung der pharyngealen Phase vorkommen. Erst bei einer großflächigen Zungenteilresektion kommt es zu ernsthaften Problemen der propulsiven Fähigkeiten der Zunge und zu Verlust von Bolusteilen im Mundraum: Videofluoroskopisch lassen sich orales Pooling und Coating beobachten. Selten kommt es zu Leaking: Aufgrund mangelhafter Boluskontrolle fallen Bolusteile vor Auslösung der pharyngealen Phase in den Pharynx oder Larynx und führen zu prädeglutitiver, laryngealer Penetration oder Aspiration.

Falls auch Mundbodenmuskulatur reseziert werden musste, können eine reduzierte Larynxelevation und eine reduzierte Öffnung des oberen Ösophagussphinkters beobachtet werden.

Mundbodenteilresektion

Bei kleinen Resektionen des Mundbodens sind kaum Störungen der oralen Vorbereitungsphase oder der oralen Phase zu erwarten. Voraussetzung ist natürlich der vollständige Erhalt der Zungenbeweglichkeit! Bei größeren Resektionen, die eine großflächige Durchtrennung oder Entfernung der Mundbodenmuskulatur einschließen, ist häufig eine Reduktion der Fähigkeit, die Epiglottis passiv umzulegen und den Hyoid-Larynx-Komplex anzuheben und damit den oberen Ösophagussphinkter zu öffnen, zu beobachten. In diesem Fall sind während einer Videofluoroskopie häufig Residuen in den Sinus piriformes nachweisbar, die zu postdeglutitiver Penetration oder Aspiration führen können.

Falls sich die Mundbodenresektion auch auf Zungenmuskulatur ausdehnt, sind sämtliche oben, unter dem Abschnitt Zungenteilresektion, beschriebenen Störungen möglich.

Vielleicht verlangt die Lage des Primärtumors eine Resektion von Alveolarkammteilen oder Mandibula-Anteilen und führt dadurch zu Zahnverlust: Die normale Kaufähigkeit wird deshalb geschmälert. Manchmal kann eine Resektion im gesunden Gewebe nur durchgeführt werden, wenn die Mandibula während der Operation weggeschwenkt wird: Bei diesen Patienten ist postoperativ häufig eine reduzierte Unterkieferbeweglichkeit vorhanden, welche ihrerseits die Kaufähigkeit einschränkt.

Auch bei Mundbodenresektionen ist der Schweregrad der Schluckstörung von der Größe des Operationsgebietes abhängig: Falls kein primärer Verschluss möglich ist, sondern der Defekt mit Gewebe anderer Körperregionen geschlossen werden muss, ist dadurch die Sensibilität und damit auch die Motorik zusätzlich herabgesetzt und verstärkt die möglichen, oben beschriebenen Symptome.

Postoperative Schmerzen erschweren einen zügigen Fortschritt des Ernährungsaufbaus und sind deshalb ins Therapiekonzept einzubeziehen.

Zungengrundresektion und Mesopharyngektomie

Der Zungengrund ist sowohl für die orale als auch für die pharyngeale Phase eine eigentliche Schlüsselstruktur. Fehlen Teile des Zungengrundes, dann ist ein effektiver Abschluss des Zungengrundes mit dem weichen Gaumen gegen den Mesopharynx, der ein Leaking verhindert, eingeschränkt. Meist sind dabei auch Triggerareale von der Resektion mitbetroffen, was eine zeitgerechte Triggerung der unwillkürlichen, pharyngealen Phase be- oder verhindert.

Das Leaking kann zu prädeglutitiver Penetration oder Aspiration führen und die verzögerte oder mangelhafte Triggerung zu reduzierter Pharynxkontraktion, reduzierter Hyoid- und Larynxelevati-

on und dadurch zu Symptomen wie Residuen in den Valleculae oder Sinus piriformes, Coating im Pharynx oder intradeglutitiver Penetration und Aspiration.
Nicht nur das Halten des Bolus, sondern auch die Stoßbewegung auf den Bolus kann durch das Fehlen des Zungengrundes beeinträchtigt sein: Ein Defekt kann von leichtgradigem Coating bis zu größeren Residuen im Pharynx führen.
Falls nach einer Gewebeentfernung keine ausreichende Zungengrundretraktion und dadurch kein Kontakt zwischen verbleibendem Zungengrund und Pharynxrückwand mehr möglich ist, ist die Schubkraft auf den Bolus empfindlich verkleinert, Residuen, die postdeglutitiv in den wieder geöffneten Larynx penetrieren können, sind die Folge.
Selten bleibt es bei einer Resektion des Zungengrundes, oft dehnt sich der Tumor auf Tonsille, Mundboden oder Pharynxraum aus: Die oben beschriebenen Symptome verschärfen sich dadurch gewaltig. Falls zusätzlich auch Teile des weichen Gaumens entfernt werden müssen, kommt es zu nasaler Penetration und eingeschränktem Bolustransport.
Die nasale Penetration wird vom Patienten als sehr unangenehm und meist peinlich empfunden.
Die mangelhafte Boluskontrolle, die reduzierte Wirksamkeit des Bolustransports durch den Pharynx und die herabgesetzte Schutzfunktion des Larynx können einerseits durch Gewebeverlust oder Durchtrennung von Muskelfasern hervorgerufen werden, andererseits kann die Beschädigung motorischer oder sensorischer Nerven zu denselben Symptomen führen.

Supraglottische Laryngektomie (Horizontale Kehlkopfteilresektion)

Bei einer supraglottischen Laryngektomie werden Epiglottis, Taschenfalten und aryepiglottische Falten entfernt. Damit werden Strukturen, die dem Schutze des Larynx während des Schluckaktes dienen, entfernt: Als protektive Strukturen verbleiben einzig die Stimmlippen, die Aryknorpel und der Zungengrund. Postoperativ kommt es häufig zu intradeglutitiver Aspiration, da der Patient noch nicht gelernt hat, mit einem Rückzug des Zungengrundes gegen die vorwärts gekippten Aryknorpel den Larynxeingang kompensatorisch zu verschließen. Voraussetzung dazu ist eine chirurgische Fixierung des laryngealen Reststumpfes, eine sogenannte Pexie. Dabei wird der Reststumpf beispielsweise am Hyoid oder am Zungengrund fixiert. Bei einer Cricohyoidopexie zum Beispiel wird der Ringknorpel (Cricoid) am Hyoid fixiert. Bei etwaiger Beschädigung des N. laryngeus superior kommt es zu Sensibilitätseinschränkungen auf Stimmlippenebene und dadurch wird stille Aspiration möglich. Da die Valleculae durch die Entfernung der Epiglottis fehlen, kann eventuelles Leaking nicht aufgefangen werden, so fallen oder fließen Bolusteile prädeglutitiv vom Zungengrund direkt in den ungeschützten Larynx. In einer Studie von Hartmann et al.[10] zeigten 8 von 12 Patienten eine eingeschränkte Larynxelevation: Darunter befanden sich sowohl Patienten, die endolaryngeal als auch von außen reseziert wurden. Die mangelhafte Fähigkeit, den Larynx vorwärts und aufwärts zu bewegen, führt einerseits zu einem mangelhaften Schutz des Larynxeinganges und andererseits beeinträchtigt dies die Öffnungsgröße und Öffnungsdauer des oberen Ösophagussphinkters. Ein vorzeitiger Sphinkterverschluss begünstigt wiederum Residuen in den Sinus piriformes und etwaige postdeglutitive Aspiration. Falls während der Operation ein Hochzug, eine sogenannte Pexie, der verbleibenden laryngealen Strukturen vorgenommen wird, wirkt sich dies positiv auf das Schlucken aus, da der Larynxeingang unter der Zungenbasis „versteckt“ wird.
Bei einer Resektion hingegen, die sich auf das Hyoid ausdehnt, verkleinert sich die Larynxelevation gewaltig und behindert damit eine Annäherung zwischen Aryknorpeln und Zungenbasis zum Schutze des Larynx. Negativ wirkt sich auch ein Einbezug des Zungengrundes ins Resektionsgebiet aus: In diesem Fall tritt häufig verspätete Triggerung des pharyngealen Schluckes oder reduzierter Bolustransport mit Zeichen wie Residuen oder Coating auf.
Symptome wie prä-, intra- und postdeglutitive Aspiration, eingeschränkter Bolustransport durch den Pharynx und durch den oberen Ösophagussphinkter sind hauptsächlich durch Gewebeverluste

10 Hartmann et al., Diagnostik und Therapie der Dysphagie nach horizontalen Kehlkopfteilresektionen

und durchtrennte Muskelfasern verursacht, negativ wirkt sich auch die Schädigung motorischer oder sensibler Nerven aus.

Hemilaryngektomie oder vertikale Kehlkopfteilresektion

Nach einer Entfernung einer Larynxhälfte, beispielsweise der linken Taschenfalte, des linken Ventrikels, der linken Stimmlippe und eventuell Teilen der linken Schildknorpelhälfte, treten deutlich geringere Schluckstörungen auf als nach einer supraglottischen Laryngektomie. Meist kann intradeglutitive Aspiration nur kurze Zeit beobachtet werden, denn bei sorgfältiger Rekonstruktion des Operationsgebietes sind dennoch ein Stimmlippenschluss (gesunde Seite legt sich an die rekonstruierte Seite), ein Taschenfaltenverschluss (gesunde Seite legt sich an die rekonstruierte Seite), ein Zusammenziehen der aryepiglottischen Falte und das Abkippen der Epiglottis über den Larynxeingang möglich, sodass die Atemwege ausreichend vor Aspiration geschützt sind. Bei Resektion eines Aryknorpels hingegen erhöht sich die Gefahr eines unvollständigen Glottisschlusses jedoch erheblich und führt häufig zu intradeglutitiver Aspiration.

Postoperativ ist die Sensibilität durch Schwellung im Larynxgebiet beeinträchtigt: Feedback-Meldungen, die für ein effektives Ablaufen der pharyngealen Phase nötig sind, sind verändert und abgeschwächt.

Bei einigen Patienten wirkt sich das Vorhandensein einer Kanüle zur Sicherstellung der Atmung hinderlich auf eine ausreichende Larynxelevation aus, andere hingegen schaffen eine erforderliche Kehlkopfhebung auch mit eingelegter Kanüle.

Die oben beschriebenen Folgen nach bestimmten chirurgischen Techniken sind als Faustregeln zu betrachten. Für eine individuelle, ursachengerechte und zielgerichtete Therapie muss immer eine bildgebende Diagnostik durchgeführt werden!

4.2 Schluckstörungen nach radiologischer Tumorbehandlung

Im Gegensatz zu den Folgen der chirurgischen Tumorresektion, bei denen Patienten nach einer bestimmten chirurgischen Intervention bestimmte definierte Dysphagie-Symptome aufweisen, sind die Folgen einer radiologischen Tumorbehandlung schwerer voraussagbar.

So zeigen Patienten nach Bestrahlung derselben Struktur mit derselben Strahlenmenge häufig eine unterschiedliche Ausprägung der Symptome. Auch das zeitliche Auftreten der verschiedenen Symptome während oder im Anschluss an eine Bestrahlung ist von Patient zu Patient verschieden.

Falls Speicheldrüsen im Bestrahlungsfeld liegen, werden diese geschädigt. Dies führt zu einer verminderten Speichelproduktion und damit zu einer von den Patienten als sehr unangenehm empfundenen Mundtrockenheit und sekundär zu einer verminderten Gleitfähigkeit des Bolus. Zusätzlich fördert die Mundtrockenheit den Kariesbefall! Produkte wie Sprays oder Gels als Speichelersatz werden von den meisten Patienten erfahrungsgemäß als wenig hilfreich empfunden.

Da die Zahnextraktion nach Bestrahlung zu langwierigen Komplikationen (schwieriger Heilungsverlauf, Osteoradionekrose) führen kann, werden vorbeugend sämtliche Krankheitsherde entfernt, das bedeutet, dass sämtliche nicht vollständig gesunden Zähne gezogen werden. Die Fähigkeit, die Nahrung schluckfertig zu zerkauen, kann entsprechend der Anzahl fehlender Zähne empfindlich eingeschränkt werden.

Je nach Patient werden unterschiedlich starke Schwellungen und/oder Rötungen (Mukositis und submuköse Ödeme) beobachtet: Diese Entzündungen führen z. B. zu Unverträglichkeit von säurehaltigen Nahrungsmitteln, zu schmerzhaftem Schlucken, zu veränderter sensibler Wahrnehmung und

damit zu ungenügenden Feedback-Meldungen, um das einwandfreie Ablaufen der unwillkürlichen pharyngealen Phase zu garantieren.
Schwellungen durch Ödeme im Larynxbereich können zu Atemschwierigkeiten führen und erfordern die Einlage einer Kanüle.

Manchmal lässt sich videofluoroskopisch eine normale Schluckfähigkeit nachweisen, aber die durch die Bestrahlung veränderte Geschmackswahrnehmung wirkt sich extrem hemmend auf die Esslust aus.

Als Spätfolgen können Atrophie der Schleimhaut, Fibrosierung der Muskulatur, Stenosierung des Pharynx oder auch Schädigungen der peripheren Hirnnerven vorkommen: So werden z. B. Bewegungsfähigkeit, Kraft und Durchgängigkeit des Pharynx eingeschränkt, sodass ein normaler Schluckablauf nicht mehr möglich oder empfindlich eingeschränkt ist.
Insbesondere Fibrosierung von Muskulatur (Umwandlung von Muskelfasern in Bindegewebe) und Beschädigung der die Muskulatur ernährenden Kapillaren durch die Bestrahlung kann gravierende Folgen haben: Reduzierte Pharynxkontraktion, reduzierte Zungengrundretraktion oder minimale Larynxelevation können die Folge sein, die sich während einer Videofluoroskopie als Residuen oder intra- oder postdeglutitive Penetration oder Aspiration darstellen. Fibrosierung der Zungenmuskulatur führt zu einer erhöhten oralen Transit-Zeit und meist auch zu einem verzögerten Triggern der pharyngealen Phase. Falls sich das Bestrahlungsfeld vom Oropharynx bis zum oberen Ösophagussphinkter ausdehnt, werden auch Muskeln, die für die Larynx- und Hyoidelevation zuständig sind, betroffen: Damit setzt sich die Kehlkopfbewegung signifikant herab und hat wiederum negative Auswirkungen auf die Öffnungsgröße und Öffnungsdauer des oberen Ösophagussphinkters. Auch die Verschlussfähigkeit des Kehlkopfeinganges oder der Glottis kann sich reduzieren und ungenügend für einen sicheren Schluckvorgang werden.
Viele Patienten zeigen nach Bestrahlung der Kiefergelenksregion signifikante Mundöffnungsstörungen, die unbedingt genauso wie beispielsweise die Beweglichkeit der Zunge oder der Stimmlippen schon vor und während einer Bestrahlung trainiert werden sollten.
Bei konventioneller Bestrahlung im Kopf- und Halsbereich wird mit 70 Gy und einer Tagesdosis von 1,8 bis 2 Gy bestrahlt. Gelegentlich wird die Gesamtbehandlungszeit verkürzt, indem man zwei oder sogar drei Dosen täglich einstrahlt (akzelerierte Fraktionierung). Dies erhöht jedoch die Nebenwirkungen am Normalgewebe erheblich, verbessert aber auch die loco-regionale Tumorkontrolle (verbesserte Langzeitprognose). Die heutige gängige Form der Bestrahlung, die intensitätsmodulierte Strahlentherapie (IMRT), erlaubt die dreidimensionale Modulation der Strahlendosis. So können die Zielgebiete mit hohen Dosen bestrahlt und schluckrelevante Strukturen wie beispielsweise die Speicheldrüsen bestmöglich geschont werden.
Bei bestrahlten Patienten ist auch langfristig auf eine Verschlechterung der Schluckfähigkeit zu achten, denn sowohl Fibrosierung als auch Neuropathien können sich erst Jahre oder gar Jahrzehnte nach der Radiotherapie in schluckveränderndem Ausmaß zeigen.

4.3 Schluckstörungen nach chirurgischer und radiotherapeutischer Behandlung von Tumoren

Vor allem größere Tumore und der Befall von regionären Lymphknoten erfordern die Kombination von Chirurgie und Radiotherapie. Die Patienten des Universitätsspitals Zürich werden in der Regel zuerst chirurgisch behandelt und nach abgeschlossener Wundheilung (denn die Bestrahlung devascularisiert das Gewebe und verzögert und kompliziert die Heilung) bis zu 70 Gy bestrahlt.

Einerseits können Patienten nach primärer Chirurgie die oben beschriebenen Symptome aufweisen, in den Wochen bis zum Beginn der Radiotherapie aber zu einer effektiven und sicheren oralen Nahrungsaufnahme zurückfinden und anschließend eine unter Kapitel 4.2 „Schluckstörungen nach radiotherapeutischer Behandlung“ beschriebene Dysphagie aufweisen. Andererseits ist es auch möglich, dass der Schweregrad der Schluckstörung nach Chirurgie keine vollständige orale Nahrungsaufnahme ermöglicht und die anschließende Radiotherapie den erfolgreichen Abschluss einer Dysphagie-Therapie in weite Ferne rückt. Die Folgen einer postoperativen Bestrahlung zeigen sich wie auch die Folgen einer primären Radiotherapie von Patient zu Patient in ganz unterschiedlichem Ausprägungsgrad mit unterschiedlicher Auftrittszeit und Auftrittsdauer.
Grundsätzlich ist zu bedenken, dass jeder Patient nur ein gewisses Maß an Kompensationsmechanismen zur Verfügung hat. Wenn also die propulsiven Kräfte und die Mechanismen zur Sicherung der Atemwege sowohl durch chirurgische als auch radiotherapeutische Maßnahmen geschwächt werden, ist in vielen Fällen nur noch wenig oder keine funktionelle Reserve vorhanden, die das Anbahnen eines effektiven und sicheren Schluckens ermöglicht.

4.4 Schluckstörungen nach Chemoradiotherapie

Der gleichzeitige Einsatz von Chemotherapie und Bestrahlung erlaubt auch bei fortgeschrittenen, d.h. größeren Tumoren, einen Organerhalt. Aber der Erhalt des Organs ist keinesfalls gleichzusetzen mit einem Erhalt der Funktion. Denn die zweigleisige Therapie bedeutet zugleich eine erhöhte Belastung für das Normalgewebe. Der gezielte Zelltod von Tumorgewebe und der gleichzeitige Zelltod von gesundem Nachbargewebe bedeuten eine Einbuße an Beweglichkeit. Da Wachstumsfaktoren durch die Therapie hyperreagieren, wird Fibrosierung angeregt und fortschreitende Umbauprozesse können beispielsweise zu Motilitätseinbußen oder Stenosen als Spätfolgen führen.

4.5 Prätherapeutische Beratung

Vor chirurgischer Intervention

Vor einer chirurgischen Tumortherapie hat sich eine Aufklärung der Patienten durch die Therapeutin über möglicherweise postoperativ auftretende Schluckstörungen als positiv herausgestellt. Die präoperative Beratung kann zwar nicht genau aufzeigen, welche Funktionsstörungen auftreten werden oder welcher Schweregrad nach der Operation zu erwarten sein wird. Die Therapeutin kann dem Patienten jedoch erklären, weshalb das Schlucken nach der geplanten Operation Schwierigkeiten bereiten kann und welche Möglichkeiten bestehen, um Essen und Trinken wieder zu ermöglichen. Die Beratung hilft erfahrungsgemäß, Angst abzubauen, denn das Wissen über eine mögliche Schluckstörung und auch die Sicherheit, dass professionelle Rehabilitation in Reichweite ist, wirken beruhigend. Schon während des Erstkontaktes kann die Therapeutin versuchen, eine positive Haltung aufzubauen, um den Patienten zu motivieren, bei Therapiebeginn kooperativ und eigenverantwortlich mitzuarbeiten.
Gerade für Patienten mit einer Zungenteilresektion oder Stimmlippenresektion ist das Fragenstellen vor der Operation deutlich einfacher als in den ersten Tagen nach der Operation. Zudem wird die Aufmerksamkeit noch nicht durch sedierende oder schmerzhemmende Medikamente beeinträchtigt. Auch wenn vor der Operation die Verarbeitung und die Auseinandersetzung mit der Diagnose Krebs vielfach im Vordergrund stehen, kann eine präoperative Beratung emotionale Reaktionen auf unerwartete Probleme reduzieren helfen.

Vor (Chemo)Radiotherapie

Erfahrungsgemäß kann auch vor einer geplanten Radiotherapie eine Dysphagie-Beratung von Nutzen sein. Zwar können hier dem Patienten die Schwierigkeiten nicht im Voraus exakt beschrieben werden. Als wichtiges Ziel der Beratung soll einerseits eine realistische Einstellung bezüglich kommender Schwierigkeiten erreicht werden, andererseits sollte der Patient schon vor dem Auftreten eigentlicher Schwierigkeiten zu Übungen der Zunge, des Kiefers, der pharyngealen Konstriktoren und der Kehlkopfheber-Muskulatur motiviert werden können, damit der Fibrosierung der bestrahlten Muskulatur entgegengewirkt werden kann. Erste Versuchsreihen bestätigen die Wirksamkeit von muskulärem Training bereits während der (Chemo)Radiotherapie. Inwieweit dadurch Fibrosierung verhindert werden kann, ist jedoch noch nicht genau geklärt. Auch Patienten, die trotz Schmerzen und Schwierigkeiten während der Bestrahlungszeit mindestens einen Teil der Nahrung oder einen Teil der Getränke oral zu sich nehmen, haben langfristig bessere Aussichten auf eine normale Nahrungsaufnahme und/oder auf eine schnellere Entfernung der PEG-Sonde.

4.6 Therapeutische Verfahren

Gerade weil eine Schluckstörung die Lebensqualität einschneidend beeinträchtigen und in gravierenden Fällen zu einer vitalen Bedrohung werden kann, ist eine zielgerichtete Rehabilitation für den Patienten äußerst wichtig.
Wie schon zuvor besprochen, können Rehabilitationsmaßnahmen bei Dysphagie-Patienten nur durch interdisziplinäre Diagnostik geplant werden. Die Therapeutin kümmert sich nach einer sorgfältigen Analyse der vorhandenen Schluckfähigkeit um die funktionelle Therapie.
Die Behandlungsmethoden lassen sich dabei in drei Gruppen[11] einteilen:

- restituierende Verfahren
- kompensatorische Verfahren
- adaptierende Verfahren

Restituierende Verfahren zielen darauf ab, erhaltene Restfunktionen optimal aufzubauen und eine maximale Beweglichkeit wieder anzubahnen. Dabei nützen diese übenden Verfahren die Plastizität des Nervensystems aus. Angestrebtes Ziel ist die Wiederherstellung einer Funktion, wie sie vor der Tumortherapie bestanden hat.
Das Training durch restituierende Verfahren findet außerhalb des Schluckvorganges statt und gehört damit zu den indirekten Therapiemethoden. Die restituierenden Verfahren beruhen beispielsweise auf der Wiederherstellung der Beweglichkeit verletzter Muskulatur oder auf der Reorganisation von peripheren motorischen und sensorischen Hirnnervenbahnen. Schwerpunktmäßig werden Stimulationstechniken (Berührung, Kälte- oder Wärmeanwendung, Druck, Vibration oder Dehnung), Mobilisationstechniken (vor allem Widerstandsübungen) und motorische Übungen (autonome Bewegungen) eingesetzt: Dadurch wird die Sensibilität normalisiert, die Bewegungsamplitude vergrößert und Muskelkraft und Beweglichkeit aufgebaut.

Kompensatorische Verfahren haben nicht die Wiederherstellung einer Funktion zum Ziel, sondern die Veränderung der Schluckphysiologie, um durch Kompensationsmechanismen zu einem möglichst effizienten und sicheren Schluckakt zu kommen. Beispielsweise kann der Patient beim Schlucken eine bestimmte Haltung einnehmen oder ein bestimmtes Schluckmanöver anwenden.

11 Bartolome & Schröter-Morasch, Schluckstörungen: Interdisziplinäre Diagnostik und Rehabilitation

Bei einer Veränderung der Haltung wird beispielsweise die Wirkung der Schwerkraft ausgenützt oder es werden die Raumverhältnisse im Pharynx hilfreich verändert. Durch das Einüben von speziellen Schluckmanövern wird über die Willkürmotorik Einfluss auf die reflektorische pharyngeale Phase genommen. Kompensationstechniken kommen beim Schlucken zum Einsatz (direkte Therapie[12]). Es lohnt sich allerdings, die individuell ausgewählten Schlucktechniken erst ohne Nahrung einzuüben.

Adaptierende Verfahren verändern die Bedingungen außerhalb des Patienten, entsprechen also externer Hilfe. Einerseits kann die Diät bezüglich Viskosität oder Bolusgröße verändert und an die Schluckfähigkeiten eines Patienten angepasst werden. Andererseits kann auch die Nahrungsaufnahme durch spezielle Ess- oder Trinkhilfen oder durch geeignete Platzierung der Nahrung erleichtert werden. Die adaptierenden Verfahren gehören zu den direkten Therapieverfahren.

Neben der Instruktion der individuell angepassten Übungen – in der Praxis werden meist restituierende, kompensatorische und adaptierende Verfahren in Kombination angewendet – gehört auch die Evaluation der Fortschritte zu den Aufgaben der Therapeutin. Sobald der Patient Fortschritte erzielen konnte, wird versucht, die kompensatorischen und adaptierenden Verfahren zu reduzieren. Nicht zu vernachlässigen ist die Motivation. Denn jede Übung ist nur so gut, wie der Patient gewillt ist, sie auch geflissentlich durchzuführen. Nur wenn die Therapeutin den Patienten zum Übernehmen von Eigenverantwortung und zu Kooperationsbereitschaft ermuntern kann, werden die individuell auf den Patienten abgestimmten Therapieverfahren auch zum Ziel führen (Motivation zu Selbstmotivation). Zudem liegt es auch in der Hand der Therapeutin, die Übungsschritte für den Patienten so aufzubereiten, dass sie für ihn zu bewältigen sind und nicht zu unnötiger Frustration führen. Erfahrungsgemäß tragen das Betrachten einer beim Patienten durchgeführten Videofluoroskopie und die gemeinsame Diskussion der Ergebnisse viel zur weiteren Motivation bei!

Folgende „Essregeln“ gelten für alle Arten von direkter Dysphagie-Therapie:

- Der Patient soll in einer aufrechten und symmetrischen Körperhaltung sitzen, denn dies hat eine positive Auswirkung auf den Schluckakt.
- Das Essen soll in einer möglichst ruhigen Umgebung durchgeführt werden. Radio und Fernseher sollten während des Essens ausgeschaltet werden, denn anfangs erfordert Schlucken mit einer bestimmten Technik große Konzentration.
- Der Patient soll nicht sprechen, während er Nahrung im Mund hat, denn dadurch wird Aspiration begünstigt. Aus demselben Grund sollen anwesende Personen während des Schluckvorganges dem Patienten keine Fragen stellen.
- Der Patient soll sich Zeit lassen, um zu essen. Eventuell muss er angewiesen werden, das Glas zwischen den einzelnen Schlucken abzusetzen oder die Gabel abzulegen, bevor der nächste Bissen in den Mund geschoben wird. Denn der gesamte Bolus muss weggeschluckt sein, bevor neue Nahrung nachgeschoben wird.
- Nach dem Essen soll der Mundraum auf Residuen überprüft werden und Mundhygiene durchgeführt werden. Dadurch wird einerseits postdeglutitive Aspiration vermieden, andererseits ist eine hervorragende Mundhygiene im Hinblick auf eine bevorstehende Radiotherapie enorm wichtig. Gleichzeitig reduziert eine ausgezeichnete und vor allem regelmäßige Mundhygiene die Entwicklung einer Aspirationspneumonie, selbst wenn Penetration oder Aspiration vorkommen.
- Um Aufstoßen und eventuellen Reflux zu vermeiden, wird empfohlen, sich nicht unmittelbar nach dem Essen hinzulegen.
- Körperliche Tätigkeiten wie Spazieren, Wandern oder Hometrainer-Fahren reduzieren das Risiko zur Entwicklung einer Aspirationspneumonie und ermöglichen orale Ernährung trotz Aspirationstendenz.

---

12 Logemann, Evaluation and treatment of swallowing disorders, Seite 205 f

4.7 Behandlungsplan nach Chirurgie

Der Therapiebeginn erfolgt auf Anweisung des Chirurgen. Er beurteilt, wann die Operationsnähte sicher abgeheilt sind. Dann empfiehlt sich ein Gespräch zwischen der Therapeutin und dem Chirurgen, damit sich die Therapeutin eine genaue Vorstellung über das Operationsfeld, den Umfang der Operation und die Defektdeckung machen kann. Zugleich erhält sie Hinweise über den intraoperativen Verlauf, beispielsweise erfährt sie, ob während der Operation ein Nerv gedehnt werden musste, und kann so die restituierenden Übungen entsprechend anpassen.
Normalerweise beginnt die Dysphagie-Therapie nach einer chirurgischen Tumortherapie circa drei bis zehn Tage nach der Operation. Schwellungen und Schmerzen, die einen Therapiestart erschweren, haben sich nach einer Woche schon etwas normalisiert und belasten etwaige Schluckversuche nicht mehr zusätzlich.
Nach einer klinischen Schluckuntersuchung werden der Patient und gegebenenfalls auch Familienangehörige über die Art der Schluckstörung informiert. Mittels Illustrationen wird dem Patienten genau erklärt, was momentan noch nicht klappt und wie die Therapie aussehen wird. Sämtliche Übungen und Schluckmanöver werden dem Patienten genau erklärt und unter Supervision wiederholt trainiert. Die Therapeutin sollte idealerweise anfangs mehrmals täglich mit dem Patienten arbeiten, sodass er schon bald fähig ist, die individuell angepassten Übungen und Manöver selbstständig und intensiv durchzuführen.
Normalerweise wird ein Patient intraoperativ mit einer Nasensonde versorgt, die auch bei Beginn der Schlucktherapie noch in situ liegt. Die ausreichende enterale oder in seltenen Fällen auch parenterale Ernährung ist für eine Erfolg versprechende Dysphagie-Therapie von großer Wichtigkeit, denn Hudson et al. haben nachgewiesen, dass im Falle von Mangelernährung die Muskulatur des Schluckapparates als Erste Anzeichen von Atrophie aufweist („deglutitive muscles may be among the first to atrophy because of reduced food intake“[13]).
Ein Beginn mit indirekten Übungen (den Schluckakt vorbereitende Übungen oder Schluckversuche mit Speichel) hat sich als nachhaltig wirksam erwiesen, denn damit ist der Patient auf Schluckversuche vorbereitet, die unter videofluoroskopischer Kontrolle durchgeführt werden. Eine videomanometrische Analyse, die verschiedene Schluckmanöver an gesunden Versuchspersonen verglich, kam zum Schluss, dass dysphagische Patienten eine gewisse Trainingsperiode brauchen, um eine Schlucktechnik effizient durchzuführen, denn die untersuchten Versuchspersonen führten die kurz vor Versuchsbeginn eingeführte Technik auf ganz verschiedene Weise aus.[14]
Die Mitarbeiter des interdisziplinären Dysphagie-Teams schätzen den Patienten ein und melden ihn, falls ein Kostaufbau und/oder direkte Therapie angestrebt wird, zur Videofluoroskopie oder Videoendoskopie/FEES an.
Falls gewisse Konsistenzen ohne Aspirationsgefahr geschluckt werden können und falls sich die eingeübten kompensatorischen Techniken als effektiv erweisen, kann die orale Diät in Zusammenarbeit mit der Ernährungsberaterin geplant werden.
Die enterale oder parenterale Ernährung wird zugunsten einer oralen Nahrungsaufnahme sukzessive reduziert. Dabei bleiben Patienten, die nur Flüssignahrung zu sich nehmen können, noch längere Zeit auf hochkalorische Zusatznahrung angewiesen, denn konventionell zubereitete Flüssignahrung erzeugt ein Völlegefühl, lange bevor der Körper die für die Wundheilung nötige Eiweißmenge aufnehmen konnte.
Natürlich wird das Therapieprogramm aufgrund der beispielsweise während der Videofluoroskopie festgestellten Dysfunktionen modifiziert: Es werden allenfalls Übungen weggelassen, hinzugefügt

13 Hudson et al., The Interdependency of Protein-Energy Malnutrition, Seite 31

14 Bülow et al., Videomanometric Analysis of Supraglottic Swallow, Effortful Swallow, and Chin Tuck in Healthy Volunteers

oder abgeändert. Übrigens hat Logemann nachgewiesen, dass eine videofluoroskopische Evaluation des Schluckaktes bei Patienten nach chirurgisch behandelten Tumoren des Mund- und Halsraumes gezieltere Therapieangebote ermöglicht und dadurch die Zeit bis zu Erholung und Spitalaustritt verkürzt[15].
Sobald eine orale Nahrungsaufnahme möglich ist, wird die Nasensonde entfernt. Die direkte Therapie beginnt meistens mit einer Konsistenz. Falls sich die Schluckfunktion verbessert, werden andere Konsistenzen oder gemischte Konsistenzen in die Dysphagie-Therapie miteinbezogen.
Falls hingegen während der Videofluoroskopie bei keiner Konsistenz ein sicherer und effektiver Schluckakt erreicht werden konnte und eine Verbesserung der Schluckfähigkeit in den nächsten Wochen kaum erwartet werden kann, wird eine PEG-Sonde eingelegt.
Solange sich der Patient im Spital bzw. Krankenhaus aufhält, erhält er intensive Dysphagie-Therapie. Anschließend werden ambulante Termine ausgemacht, die je nach Schweregrad der Schluckstörung ein- bis zweimal wöchentlich oder alle zwei Wochen stattfinden.
Die Therapie wird abgeschlossen, wenn der Patient und die Therapeutin übereinkommen, dass eine bestmögliche Schluckfähigkeit erreicht wurde oder der Fortschritt auf längere Zeit stagniert.

4.8 Behandlungsplan bei Radiotherapie

Idealerweise beginnt die Übungsbehandlung (indirekte Therapie) bei zu bestrahlenden Patienten schon vor dem Auftreten von Schluckschwierigkeiten. Zur Prävention von Fibrosen sollte der Patient Bewegungsübungen ausführen, um die Bewegungsamplitude der Zunge, des Unterkiefers, der pharyngealen Konstriktoren und der Kehlkopfheber-Muskulatur zu erhalten. Motivierte Patienten sollten das Übungsprogramm mehrmals täglich während der ganzen Bestrahlungsdauer und der folgenden Monate durchführen. Die Praxis zeigt jedoch, dass die wenigsten Patienten dieses Programm durchzuhalten vermögen. Insbesondere wenn die Radiotherapie in Kombination mit Chemotherapie durchgeführt wird, fühlen sich die Patienten physisch und psychisch nicht in der Lage zu einer regelmäßigen Trainingsdurchführung. Diese Erfahrung zeigt sich nicht nur in der therapeutischen Praxis, sondern wird auch von Onkoradiologen bestätigt. Zudem kommt hinzu, dass viele Patienten, die primär chirurgisch behandelt wurden, den Verlust der postoperativ mühsam wieder erworbenen Schluckfähigkeit durch die akuten Nebenwirkungen der Radiotherapie als sehr frustrierend erleben. In vielen Fällen entscheiden sich diese Patienten dazu, während der Bestrahlung keine Bewegungs- und Kräftigungsübungen mehr durchzuführen.
Falls während der Bestrahlungsdauer beispielsweise aufgrund einer gravierenden Mukositis die Einlage einer PEG-Sonde nötig wurde, kann die direkte Therapie erst mit Abklingen der akuten Nebenwirkungen wieder aufgenommen werden. Gerade in diesen Fällen ist eine Motivation zu einer minimalen Anzahl von Schluckakten, z. B. mit Eiswasser, äußerst wichtig.
Die Therapiefrequenz ist während der stationären Phase nicht so intensiv wie bei den chirurgisch behandelten Tumorpatienten, weil der physische und psychische Zustand meist keine intensive Intervention erlaubt. Einige Patienten finden nach Abheilen der Mukositis rasch wieder zu einem normalen Schluckvermögen zurück, andere sind lange Zeit auf therapeutische Hilfe angewiesen, weil zum Beispiel die pharyngeale Phase durch Sensibilitätseinbußen empfindlich gestört ist und ohne Schluckmanöver kein aspirationsfreies Schlucken möglich ist.
Die Therapie wird abgeschlossen, wenn ein normaler Schluckakt erreicht wird oder wenn über längere Zeit keine wesentlichen Verbesserungen der Schluckfähigkeit mehr erreicht werden konnten.

15 Logemann, Evaluation and treatment of swallowing disorders, Seite 268

4.9 Prognostische Faktoren

Gemäß Denk et al. ist das Tumorstadium ein Faktor, der sich statistisch signifikant auf den Outcome der Dysphagie-Therapie auswirkt. Es zeigte sich, dass Patienten mit großem Primärtumor länger parenteral oder enteral ernährt werden mussten. Weiter beeinflusst der Therapiebeginn die Chancen auf eine therapeutisch erfolgreiche Intervention: Je früher dem Patienten nach einer Operation Dysphagie-Therapie mit individuell auf den Patienten zugeschnittenen Übungen angeboten wurde, desto schneller konnte sich der Patient wieder oral ernähren.[16]
Ungünstig auf die Rehabilitation wirken sich ebenso große Defekte aus, die verschiedene Strukturen umfassen und die mit großen Flaps verschlossen werden mussten.
Genauso kann eine motorische oder sensible Hirnnervenläsion die Rehabilitation verzögern oder unmöglich machen.
Falls bei der ersten Videofluoroskopie eine schwere Aspirationstendenz vorliegt, muss mit langwieriger und schwieriger Dysphagie-Therapie gerechnet werden.
Das Alter scheint eine geringe prognostische Wirkung zu spielen, viel mehr zeigen mögliche kognitive Defizite eine große Auswirkung: Falls der Patient nicht genügend Einsicht in seine Schluckstörung zeigt und das Erlernen und Anwenden eines Kompensationsmanövers nicht möglich ist, muss die Ernährung mit einer PEG-Sonde in Erwägung gezogen werden.
Als negative prognostische Faktoren sind etwaige vorbestehende pneumonologische Erkrankungen einzuschätzen, weil sie die Gefahr einer Aspirationspneumonie erheblich vergrößern. Weiter verzögern ein fehlender Hustenreflex (silent aspiration), ein insuffizienter Glottisschluss und ein ungenügender oder zu kurzer Verschluss des Larynxeinganges die Rehabilitationsdauer erheblich.

Rasch zu einem normalen Schluckakt werden erfahrungsgemäß Patienten nach einer Hemilaryngektomie zurückfinden. Die Prognose sieht etwas schlechter aus bei Patienten, die eine supraglottische Laryngektomie überstehen mussten. Gravierende Schwierigkeiten zeigen häufig supraglottisch operierte Patienten, denen zusätzlich auch eine Stimmlippe oder ein Aryknorpel entfernt werden musste. Auch Resektionen von großen Anteilen des mobilen Zungenkörpers führen häufig zu einem schlechten Resultat bezüglich der Schluckfunktion. Bei einer Zungengrundresektion, die keinen Kontakt mit der Rachenhinterwand ermöglicht, werden voraussichtlich ebenfalls längere Zeit Schluckschwierigkeiten bestehen. Ist der Gewebeverlust fachgerecht durch einen Flap ersetzt, kehrt der Patient meist sehr schnell zu einem effizienten und sicheren Schlucken zurück.
Hinsichtlich der Bestrahlung sind die Auswirkungen der akuten Nebenwirkungen auf den Schluckakt kaum voraussagbar, es ist im Einzelfall auch schwierig abzuschätzen, ob sich Funktionsstörungen nach einer Operation und bei anschließender Bestrahlung potenzieren oder addieren. Logemann schreibt im Zusammenhang mit Radiotherapie: „to date we are unable to predict which patients will respond well to exercise programs"[17].
Nicht zu vergessen bezüglich der Prognose ist die Rolle, die ein Patient dem Essen in seinem Leben beimisst. Da viele Patienten, die an einem Tumor im HNO-Bereich leiden, sowohl exzessive Raucher waren als auch übermäßig Alkohol konsumiert haben, hatte bei ihnen in der Vergangenheit die Esskultur häufig eine geringere Bedeutung. Diese Patienten zu motivieren, um von der teilweise als sehr bequem empfundenen enteralen Ernährung zu vermehrt oraler Nahrungsaufnahme zu kommen, stellt sich manchmal als sehr schwierig heraus.

16 Denk et al., Prognostic Factors for Swallowing Rehabilitation Following Head and Neck Cancer Surgery

17 Logemann, Evaluation and Treatment of Swallowing Disorders, Seite 297

Die Situation von Menschen mit HPV-positiven Tumoren (humanes Papillomavirus), an denen meist deutlich jüngere Patienten erkranken, sieht oftmals anders aus: Hier ist eine hohe Motivation zum Üben und zur Normalisierung der Kost vorhanden. Entsprechend wird bei Vorliegen einer schweren Dysphagie die Lebensqualität subjektiv als empfindlich gestört eingeschätzt.

5 Therapie

5.1 Wegweiser zur richtigen Übung

Die Auswahl der individuell wirksamsten Übungen während der direkten oder indirekten Therapie basiert auf Informationen, die im interdisziplinären Team zusammengetragen wurden.
Die wichtigsten Hinweise für die Planung der Dysphagie-Rehabilitation gibt eine bildgebende Untersuchung mittels FEES und/oder Videofluoroskopie. Aufgrund von videofluoroskopisch oder endoskopisch sichtbaren Symptomen und den Erkenntnissen der klinischen Untersuchung können Rückschlüsse auf Pathomechanismen gezogen werden. Die dem Symptom zugrunde liegende Ursache dient als Wegweiser für die Auswahl der Übungen.
Die folgenden Auswahlschemata sind nach Phasen, in denen eine Störung beobachtet wird, gegliedert. Zu jedem Symptom sind verschiedene Übungen aufgelistet. Die Therapeutin entscheidet im Einzelfall, welche Übung für welchen Patienten in Frage kommt. Oftmals müssen verschiedene Übungsvarianten mit dem Patienten zusammen durchgeführt werden, um zu beurteilen, ob der gewünschte Effekt auftritt. Idealerweise sollten die ausgewählten Übungen, Haltungsmodifikationen oder Schluckmanöver videofluoroskopisch oder videoendoskopisch überprüft werden, bevor von enteraler oder parenteraler Ernährung zu oraler Nahrungsaufnahme gewechselt wird.
Für Störungen der oralen Vorbereitungsphase und der oralen Phase werden vor allem restituierende Übungen vorgeschlagen, doch falls damit nicht der gewünschte Effekt erzielt werden kann, sind auch kompensatorische und adaptierende Verfahren aufgelistet. Bei Störungen der pharyngealen Phase werden neben restituierenden vorwiegend kompensatorische und adaptierende Verfahren empfohlen.
Jede restituierende Übung, jedes kompensatorische oder adaptierende Schluckverfahren kann innerhalb des praktischen Teiles anhand der Nummer, welche neben dem Titel der Kopiervorlage steht, gefunden werden.
Zudem sind die Kopiervorlagen nach Strukturen geordnet und so können ohne Wegweiser anhand des Inhaltsverzeichnisses z. B. sämtliche Zungenübungen oder alle Übungen zur Larynxelevation rasch aufgefunden werden.
Auf der linken Seite befindet sich jeweils die Kopiervorlage und rechts davon stehen die Hinweise für die Therapeutin. Auf der Seite für die Therapeutin können unter dem Stichwort „Bemerkungen“ auch eigene Erfahrungen mit einer Übung oder einem Schluckmanöver notiert werden.

Therapie bei Störungen der oralen Vorbereitungsphase

Symptom	Pathomechanismus	Übung
Bolus fällt oder fließt aus dem Mund	reduzierter Lippenschluss	3 Ora-light zur Verbesserung des Lippenschlusses 4 Knopf-Übung
Bolus fällt oder fließt in Sulcus anterior	reduzierte Lippenspannung	3 Ora-light zur Verbesserung des Lippenschlusses 4 Knopf-Übung
Bolus fällt in Sulcus lateralis	mangelhafte Zungenbeweglichkeit und Koordination	11 Widerstand Zunge 12A Bewegung Zunge mit kleinem Bewegungsradius 12B Bewegung Zunge mit großem Bewegungsradius 13 Zungenbewegung seitlich 14 Kugel bewegen 23 Kugel-Jonglieren 49 Seitwärtsneigung d. Kopfes 56 Nahrung auf Zungenmitte 57 Nahrung auf gesunde Zungenseite 58 Nahrung auf Hinterzunge
Kauschwierigkeiten	eingeschränkte Lateralbewegung der Zunge	9 Kau-Übung mit Gaze 11 Widerstand Zunge 12A Bewegung Zunge mit kleinem Bewegungsradius 12B Bewegung Zunge mit großem Bewegungsradius 13 Zungenbewegung seitlich 14 Kugel bewegen 52 Flüssignahrung 53 Turmix-Kost 54 Weiche Kost
	eingeschränkte Kieferbeweglichkeit	5 TheraBite® Stretching 7 TheraBite® aktive Öffnung 8 Kieferbewegung 9 Kau-Übung mit Gaze 52 Flüssignahrung 53 Turmix-Kost 54 Weiche Kost
	eingeschränkte Kieferöffnung	5 TheraBite® Stretching 6 Kieferöffnung vergrößern 7 TheraBite® aktive Öffnung 52 Flüssignahrung
Bolus lässt sich nicht einspeicheln (beeinträchtigt auch nachfolgende Phasen)	fehlender Speichel: eingeschränkte Bolusbildung reduzierte Gleitfähigkeit des Bolus	50 Klare Flüssigkeiten IDDSI-Stufe 0 51 Eingedickte Flüssigkeiten 52 Flüssignahrung 55 Wechsel fest und flüssig 60 Diätstufen nach IDDSI 66 Abhilfe bei zu wenig Speichel oder Mundtrockenheit 67 Abhilfe bei trockener Mundschleimhaut

Therapie bei Störungen der oralen Phase

Symptom	Pathomechanismus	Übung
Residuen in Sulcus anterior	reduzierter Lippenschluss	3 Ora-light zur Verbesserung des Lippenschlusses 4 Knopfübung
Bolus kann nicht geformt und gehalten werden, Residuen Mundboden, Residuen in Sulcus lateralis	mangelhafte Zungenbeweglichkeit und Koordination	11 Widerstand Zunge 12A Bewegung Zunge mit kleinem Bewegungsradius 12B Bewegung Zunge mit großem Bewegungsradius 13 Zungenbewegung seitlich 14 Kugel bewegen 23 Kugel-Jonglieren 49 Seitwärtsneigung d. Kopfes 56 Nahrung auf Zungenmitte 57 Nahrung auf gesunde Zungenseite 58 Nahrung auf Hinterzunge
	mangelhafte Zungenschüssel	23 Kugel-Jonglieren 58 Nahrung auf Hinterzunge
Residuen auf der Zunge Coating am Gaumen	reduzierte Zungenspitzenelevation	15 Ora-Light: Zungenspitze 16 Zungenspitzenhebung I 17 Zungenspitzenhebung II 18 Zungenspitzenhebung III 19 Artikulation N/T/D/L 43 Supraglottische Kipptechnik 58 Nahrung auf Hinterzunge
	reduzierte Zungenblattelevation	20 Hebung des Zungenblattes gegen Widerstand 21 Hebung d. Zungenblattes I 22 Hebung d. Zungenblattes II 43 Supraglottische Kipptechnik 58 Nahrung auf Hinterzunge
	reduzierte Zungenrückenelevation	24 Hebung d. Zungenrückens gegen Widerstand 25 Hebung d. Zungenrückens 26 Artikulation NG/K/G/CH 27 Ora-Light: Zungenrücken 43 Supraglottische Kipptechnik 58 Nahrung auf Hinterzunge
verlängerte orale Transit-Zeit reduzierte Boluspropulsion	reduzierte Zungenkoordination (anterior-posteriore Welle)	28 Welle (Zungenhebung) 43 Supraglottische Kipptechnik 46 Kopf nach hinten neigen 49 Seitwärtsneigung d. Kopfes
Leaking (vorzeitiger Bolusverlust) prädeglutitive Penetration prädeglutitive Aspiration	reduzierter linguovelarer Verschluss	25 Hebung d. Zungenrückens 39 Supraglottisches Schlucken 40 Super-supraglottisches Schlucken 45 Kinn nach unten neigen 50 Klare Flüssigkeiten IDDSI-Stufe 0 51 Eingedickte Flüssigkeiten 53 Turmix-Kost 59 Trinkhilfe

Therapie bei Störungen der pharyngealen Phase

Symptom	Pathomechanismus	Übung
Delay (Bolus vor Triggerung der pharyngealen Phase unterhalb Schnittpunkt unterer Mandibularand und Zungenbasis)	Sensibilitätsstörung	39 Supraglottisches Schlucken 40 Super-supraglottisches Schlucken 44 Eis-Stimulation der Gaumenbögen 45 Kinn nach unten neigen 53 Turmix-Kost
nasale Penetration	reduzierter velopharyngealer Verschluss	10 Hebung des weichen Gaumens 30 Modifiziertes Valsalva-Manöver 46 Kopf nach hinten neigen
Residuen Vallecula beidseitig	reduzierte Retention der Zungenbasis reduzierte Zungenschubkraft	29 Zungenbasis rückwärts stoßen 38 Kräftiges Schlucken 41 Mendelsohn-Manöver 42 Masako-Manöver 45 Kinn nach unten neigen 55 Wechsel fest und flüssig
Coating Pharynxwände verlängerte pharyngeale Transit-Zeit	reduzierte Kontraktion und Koordination der Pharynxkonstriktoren	30 Modifiziertes Valsalva-Manöver 52 Flüssignahrung 55 Wechsel fest und flüssig
einseitige Residuen und einseitiges Coating	einseitige Schwäche der pharyngealen Muskulatur	30 Modifiziertes Valsalva-Manöver 47 Kopfdrehung zur kranken Seite 49 Seitwärtsneigung d. Kopfes 52 Flüssignahrung
intradeglutitive Penetration	reduzierte Larynxelevation	26 Artikulation NG/K/G/CH 31 Kehlkopfhebung 32 Widerstand gegen Kehlkopfmuskulatur 39 Supraglottisches Schlucken 40 Super-supraglottisches Schlucken 43 Supraglottische Kipptechnik 45 Kinn nach unten neigen + 59 Trinkhilfe 50 Klare Flüssigkeiten IDDSI-Stufe 0 51 Eingedickte Flüssigkeiten
	reduzierter Verschluss des Larynxeinganges (aryepiglott. Falten, Epiglottis, Taschenfalten)	29 Zungenbasis rückwärts stoßen 40 Super-supraglottisches Schlucken 43 Supraglottische Kipptechnik 45 Kinn nach unten neigen + 59 Trinkhilfe 50 Klare Flüssigkeiten IDDSI-Stufe 0 51 Eingedickte Flüssigkeiten

Symptom	Pathomechanismus	Übung
intradeglutitive Penetration intradeglutitive Aspiration	reduzierter Verschluss des Kehlkopfeinganges	33 Stimmlippen I 34 Stimmlippen II 35 Stimmlippenschluss durch Kopfdrehung 36 Ventilton 39 Supraglottisches Schlucken 43 Supraglottische Kipptechnik 47 Kopfdrehung zur kranken Seite 45 Kinn nach unten neigen + 59 Trinkhilfe 50 Klare Flüssigkeiten IDDSI-Stufe 0 51 Eingedickte Flüssigkeiten
Residuen Sinus piriformes postdeglutitive Penetration postdeglutitive Aspiration	reduzierte Larynxhebung	26 Artikulation NG/K/G/CH 31 Kehlkopfhebung 32 Widerstand gegen Kehlkopfmuskulatur 37A Shaker-Übung 37B CTAR oder Kinn runter gegen Widerstand 50 Klare Flüssigkeiten IDDSI-Stufe 0
	reduzierte Zungenschubkraft reduzierte Kontraktion Pharynx	29 Zungenbasis rückwärts stoßen 30 Modifiziertes Valsalva-Manöver 38 Kräftiges Schlucken 41 Mendelsohn-Manöver 42 Masako-Manöver 45 Kinn nach unten neigen + 59 Trinkhilfe
	Dysfunktion des oberen Ösophagussphinkters	37A Shaker-Übung 37B CTAR oder Kinn runter gegen Widerstand 41 Mendelsohn-Manöver 48 Kopfdrehung nach rechts oder links 50 Klare Flüssigkeiten IDDSI-Stufe 0

Kopiervorlagen zur Beratung

1 Anatomie: vereinfacht für Patienten
2A Normaler Schluckablauf vereinfacht für Patienten
2B Symptome einer Schluckstörung
60 Diätstufen nach IDDSI
61 Was tun bei Verschlucken?

Tipps bei Problemen mit Mundtrockenheit, Sekret oder Speichel

62 Optimale Mundpflege
63 Abhilfe bei zähem Schleim im Mund
64 Abhilfe bei übermäßigem Speichel im Mund
65 Abhilfe bei Entzündungen im Mund
66 Abhilfe bei zu wenig Speichel oder Mundtrockenheit
67 Abhilfe bei trockener Mundschleimhaut

Auswahl an Protokollen

68 Schmerzprotokoll
69 Gewichtsprotokoll
70 Temperaturprotokoll
71 Getränkeprotokoll
72 Essprotokoll für Einsteiger
73 Essprotokoll für Fortgeschrittene

1 Anatomie

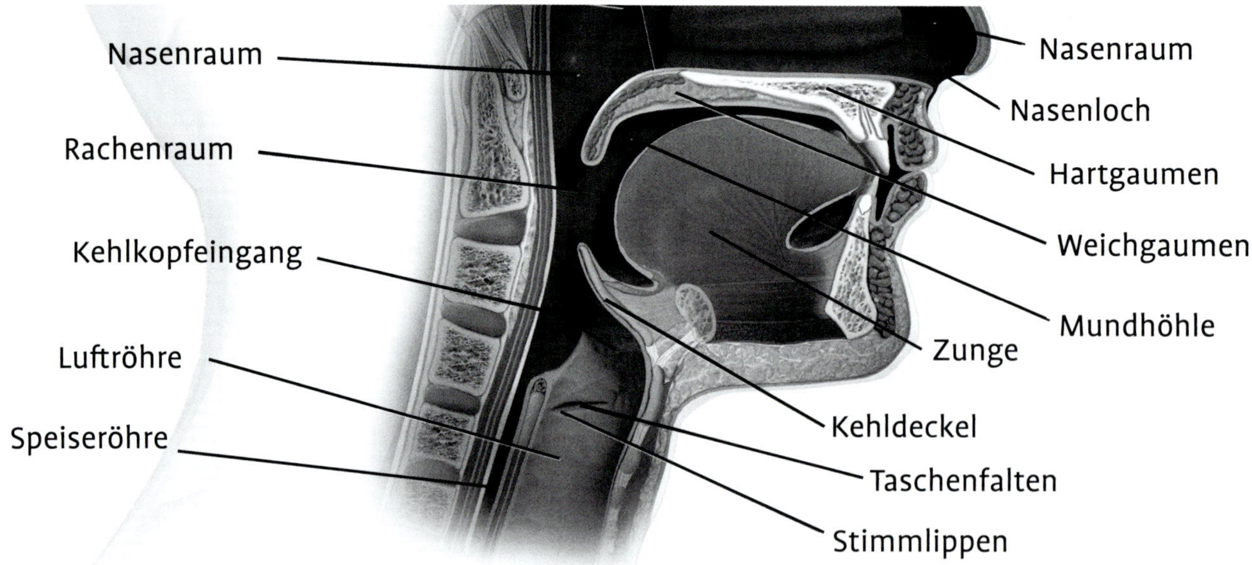

Atmung:
In Ruhe fließt die Atemluft über die Nase durch den Rachen in den Kehlkopf, durch die geöffneten Taschenfalten, die geöffneten Stimmlippen in die Luftröhre bis in die Lungenflügel. Die Speiseröhre ist während der Atmung durch einen C-förmigen Muskel verschlossen.

Schlucken:
Zum Schlucken werden Strukturen benutzt, die wir auch beim Atmen und Sprechen brauchen. Die zu schluckende Nahrung gleitet durch den Mund in den Rachen, neben und über den abgesenkten Kehldeckel, der den Kehlkopf abdeckt, in die Speiseröhre.

Hirnleistung:
Die Umstellung zwischen Atmung und Schlucken funktioniert wie ein Ampelsystem an einer Kreuzung: Wenn Atem fließt (GRÜN), ist der Weg in den Magen verschlossen (ROT). Wenn etwas geschluckt wird (GRÜN), steht die Ampel für die Atemluft auf ROT.
Diese Leistung erfordert ein hochkomplexes und koordiniertes Zusammenspiel von sensiblen Arealen in Mund und Rachen, diversen Hirnregionen, Hirnnerven sowie von über 30 Muskelpaaren.

→ **ZIEL:** Information über die anatomischen Grundlagen

Anmerkungen zu „Anatomie“

ZIEL

Information als Voraussetzung zu

- einer korrekten Umsetzung der eigenständigen Übungstätigkeit
- einer guten Compliance
- Patientenautonomie

VERFAHREN

☒ Beratung ☐ Restitution ☐ Kompensation ☐ Adaptation

WIRKUNGSWEISE

Sowohl Erfahrung wie diverse Untersuchungen haben gezeigt, dass es für die Patienten wichtig ist, von medizinischen Fachpersonen als eigenständige Person wertgeschätzt und umfassend aufgeklärt zu werden. Ein informierter Patient zeigt meist bessere Compliance, kann auf Basis der Informationen Entscheidungen fällen und weist subjektiv eine bessere Lebensqualität auf.

INDIKATION

- vor chirurgischer oder radiotherapeutischer Behandlung des Tumors
- vor Therapiebeginn

KONTRAINDIKATION

WICHTIG

Viele Patienten ziehen eine mündliche und individuelle Information über die Physiologie und Pathophysiologie des Schluckaktes nach Tumorbehandlung einer schriftlichen Aufklärung vor.
Der Einbezug von Familienmitgliedern ist wünschenswert.

VARIATIONSMÖGLICHKEIT und KOMBINATIONSMÖGLICHKEITEN

Verbesserung der Verständlichkeit durch Demonstration am dreidimensionalen Modell oder Animationen (Film)

BEMERKUNGEN

Eine Animation des normalen Schluckvorganges findet sich unter:
https://www.dysphagie.ch/deutsch/dysphagie/normaler-schluckvorgang/

EIGENE NOTIZEN

2A Normaler Schluckablauf

Ein normaler Schluckablauf zeichnet sich durch einen vollständigen und effizienten Transport des Bolus und eine ausreichende Sicherung der Atemwege aus.

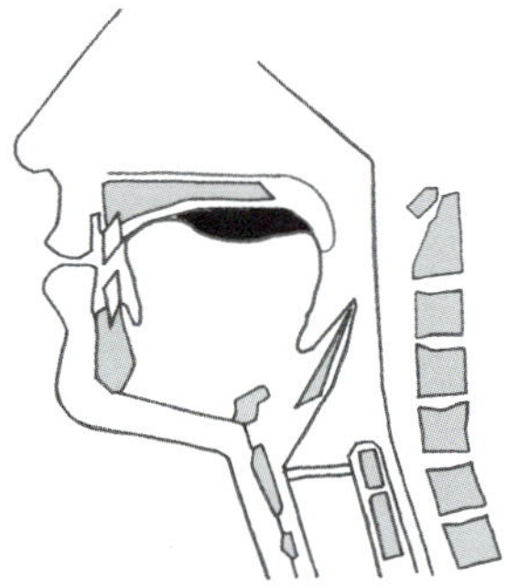

Vorbereitung
Die Zunge transportiert das Essen zwischen die seitlichen Mahlzähne, die Nahrung wird zerkaut, eingespeichelt und zu einem schluckfertigen Bissen geformt. Der fertig gekaute Brei oder Flüssigkeit wird Bolus genannt und in der Zungenschüssel gesammelt.

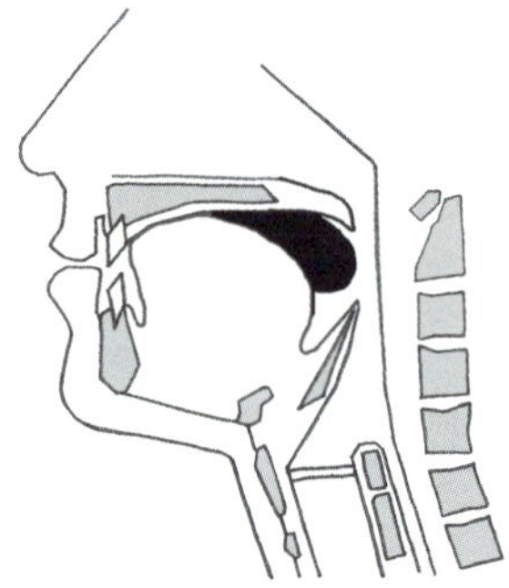

Transport vom Mund in den Rachen
Die in der Zungenschüssel bereit gehaltene Portion wird durch eine Wellenbewegung der Zunge in den Rachen transportiert: Der schluckfertige Bolus wird zuerst durch Druck der Zungenspitze, dann der Zungenmitte und zuletzt des Zungenrückens gegen den harten Gaumen aus dem Mundraum gepresst.

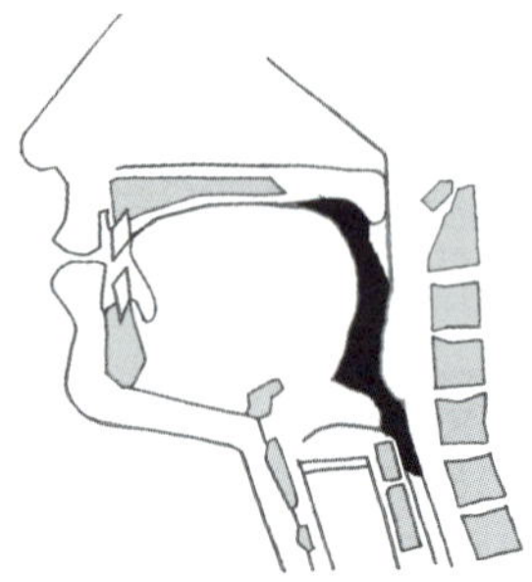

Transport durch den Rachen
Der weiche Gaumen verschließt den Durchgang nach oben, damit keine Bolusteile in die Nasenräume eindringen. Der Kehlkopf hebt sich wie ein Lift im Hals nach vorne oben. Diese Bewegung kann auf der Vorderseite des Halses während des Schluckens ertastet werden. Der Eingang in die unteren Luftwege wird auf drei Ebenen verschlossen: Der Kehldeckel wird abgesenkt und es findet ein Taschenfalten- und Stimmlippenschluss statt. Der Bolus wird durch eine Stempelbewegung der Zungenbasis nach rückwärts/abwärts befördert. Gleichzeitig findet eine Kontraktion der Rachenmuskulatur von oben nach unten statt, die den Transport bis zum Eingang der Speiseröhre unterstützt.

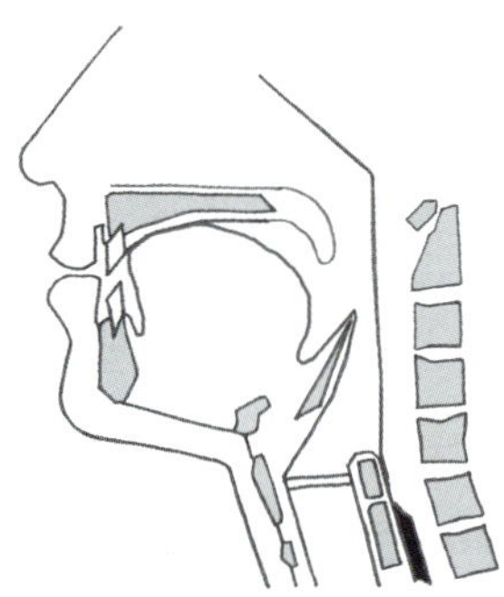

Transport durch die Speiseröhre
Durch peristaltische Wellen der Speiseröhrenmuskulatur wird der Bolus zum Magen transportiert. Diese Schluckphase wie auch die vorhergehende Transportphase durch den Rachen sind unwillkürlich, also „automatisch“ ablaufende Prozesse.

→ **ZIEL:** Information über den physiologischen Schluckablauf

Anmerkungen zu „Normaler Schluckablauf“

ZIEL

Information als Voraussetzung zu

- einer korrekten Umsetzung der eigenständigen Übungstätigkeit
- einer guten Compliance
- Patientenautonomie

VERFAHREN

☒ Beratung ☐ Restitution ☐ Kompensation ☐ Adaptation

WIRKUNGSWEISE

Sowohl Erfahrung wie diverse Untersuchungen haben gezeigt, dass es für die Patienten wichtig ist, von medizinischen Fachpersonen als eigenständige Person wertgeschätzt und umfassend aufgeklärt zu werden. Ein informierter Patient zeigt meist bessere Compliance, kann auf Basis der Informationen Entscheidungen fällen und weist subjektiv eine bessere Lebensqualität auf.

INDIKATION

- vor chirurgischer oder radiotherapeutischer Behandlung des Tumors
- vor Therapiebeginn

KONTRAINDIKATION

WICHTIG

Viele Patienten ziehen eine mündliche und individuelle Information über die Physiologie und Pathophysiologie des Schluckaktes nach Tumorbehandlung einer schriftlichen Aufklärung vor.
Der Einbezug von Familienmitgliedern ist wünschenswert.

VARIATIONSMÖGLICHKEIT und KOMBINATIONSMÖGLICHKEITEN

Verbesserung der Verständlichkeit durch Demonstration am dreidimensionalen Modell oder Animationen (Film)

BEMERKUNGEN

Eine Animation des normalen Schluckvorganges findet sich unter:
https://www.dysphagie.ch/deutsch/dysphagie/normaler-schluckvorgang/

EIGENE NOTIZEN

2B Symptome einer Schluckstörung

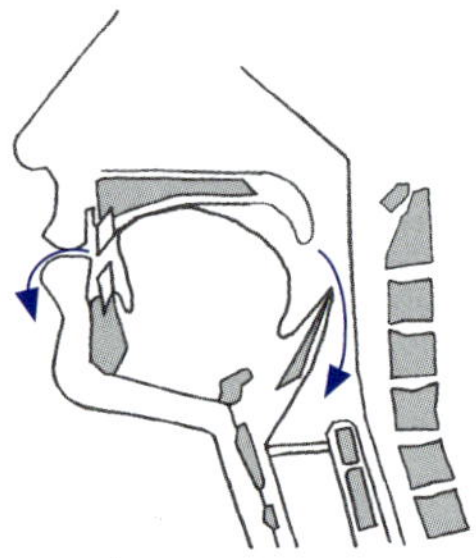

Leaking

Meist sind Schwächen der Sensibilität, also der Wahrnehmung, schuld daran, dass Bolusteile ungewollt zwischen den Lippen oder nach hinten in den Rachen entwischen. Dies kann zu Sabbern führen oder auch zum Eindringen von Bolusteilchen in den Rachen, bevor die Schluckampel auf Grün steht. Dies kann zu einer Gefährdung der unteren Atemwege führen.

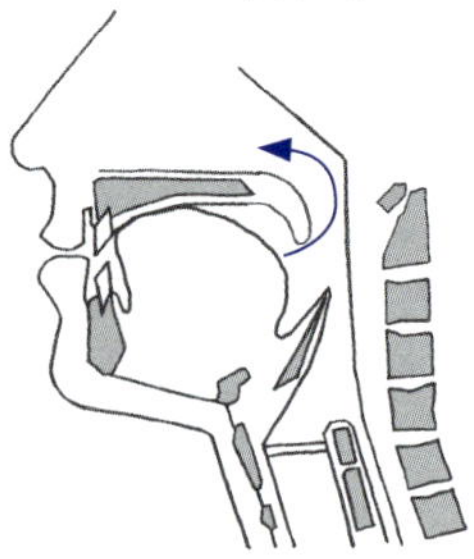

Nasale Penetration

Sowohl fehlende Strukturen wie auch Schwächen der Sensibilität oder der Motorik können zum Eindringen von Bolusteilen in die Nasenräume führen. Dann fließt Kaffee aus der Nase oder Reiskörner bleiben in der Nase stecken und reizen zum Niesen.

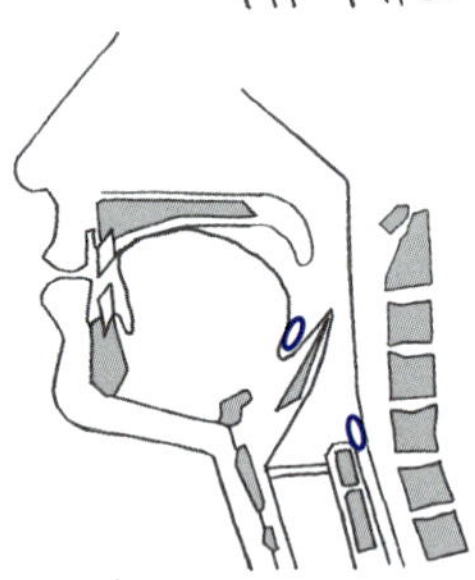

Residuen

Wenn der Transport nicht effizient genug abläuft, bleiben nach einem Schluckversuch gelegentlich Reste, sogenannte Residuen zurück. In der Abbildung sind typische Stellen eingezeichnet. Häufig bleiben Reste in den Wangentaschen, unter der Zunge, zwischen Zungenbasis und Kehldeckel oder seitlich des Einganges in die Speiseröhre hängen. Falls die Residuen nicht wegbefördert werden können, kann ebenfalls eine Gefährdung der Atemwege entstehen.

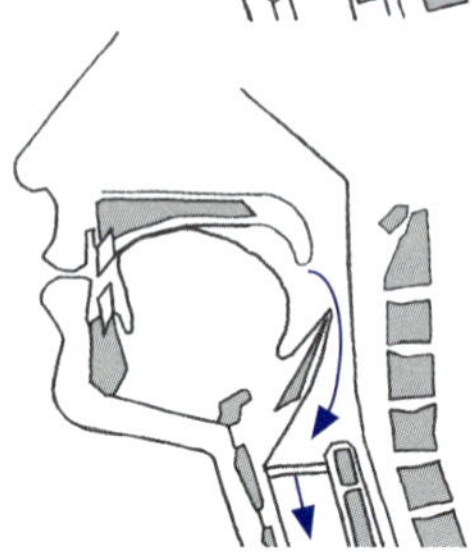

Laryngeale Penetration oder laryngeale Aspiration

Diese Begriffe beschreiben das „Verschlucken“ oder „Etwas-in-den-falschen-Hals-Bekommen“. Wenn der Kehlkopfeingang nicht rechtzeitig und nicht vollständig verschlossen werden kann, können Bolusteile in den Kehlkopfeingang geraten: Man spricht dann von Penetration. Wenn die Bolusteile sogar unter die Stimmlippen bis in die Luftröhre eindringen, spricht man von Aspiration. Große Mengen oder Aspiration über längere Zeit können zu Lungenentzündung führen.

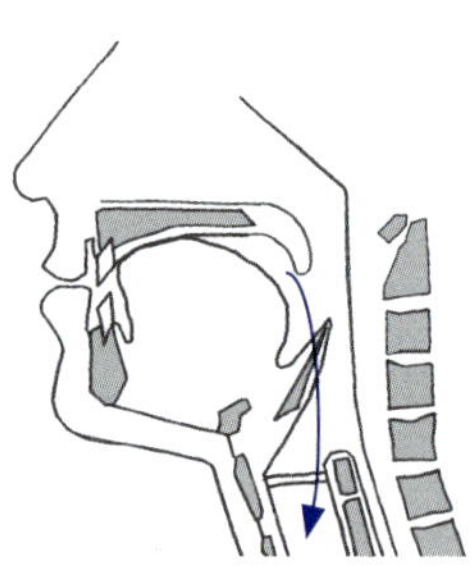

Stille Aspiration

Ein gesunder Mensch verschluckt sich auch hie und da und reagiert darauf sofort mit einem Hustenanfall. Nach Tumoroperation oder nach Bestrahlung geschieht Aspiration gelegentlich, ohne dass es bemerkt wird. Bei dieser vom Körper unbemerkten oder stillen Aspiration ist das Risiko für die Entwicklung einer Lungenentzündung besonders groß.

Es gibt sehr unterschiedliche Schweregrade einer Schluckstörung oder Dysphagie. Das Auftreten der verschiedenen Symptome ist von Patient zu Patient unterschiedlich. Durch eine klinische Untersuchung und eine bildgebende Untersuchung des Schluckablaufes können die momentane Form Ihrer Schluckstörung diagnostiziert und die ursächlichen Faktoren definiert werden. Mit diesem Wissen kann Ihnen Ihre Therapeutin ursachengerechte und individuell angepasste Therapieschritte anbieten.

→ **ZIEL:** Information über mögliche Formen einer Schluckstörung

Anmerkungen zu „Symptome einer Schluckstörung“

ZIEL

Information als Voraussetzung zu

- einer korrekten Umsetzung der eigenständigen Übungstätigkeit
- einer guten Compliance
- Patientenautonomie

VERFAHREN

☒ Beratung ☐ Restitution ☐ Kompensation ☐ Adaptation

WIRKUNGSWEISE

Das Verständnis der vorliegenden Symptome und der möglicherweise gravierenden Folgen verbessert häufig die Compliance und die Motivation für therapeutische Schritte.

INDIKATION

- vor chirurgischer oder radiotherapeutischer Behandlung des Tumors
- vor Therapiebeginn
- vor oder nach einer bildgebenden Untersuchung

KONTRAINDIKATION

WICHTIG

Viele Menschen erleben eine differenzierte Aufklärung über eine nach chirurgischer oder radiotherapeutischer Behandlung eines Tumors auftretende Dysphagie als entlastend. Häufig können sich die Patienten unter dem ärztlichen Hinweis auf eine Dysphagie vor der Tumorbehandlung wenig vorstellen. Die Zusammenarbeit mit einer kompetenten Therapeutin, die auf sie eingeht, ist für die Patienten gemäß Umfragen sehr wichtig.

VARIATIONSMÖGLICHKEIT und KOMBINATIONSMÖGLICHKEITEN

BEMERKUNGEN

- Die App „Dysphagia“ für iPad oder iPhone bietet Demofilme zu verschiedenen Symptomen
- Unter den nachfolgenden Links finden sich videofluoroskopische oder endoskopische Filme: https://www.dysphagie.ch/deutsch/diagnostik-therapie/videofluoroskopie/ oder https://www.dysphagie.ch/deutsch/diagnostik-therapie/endoskopie-oder-fees/

EIGENE NOTIZEN

3 Ora-light zur Verbesserung des Lippenschlusses

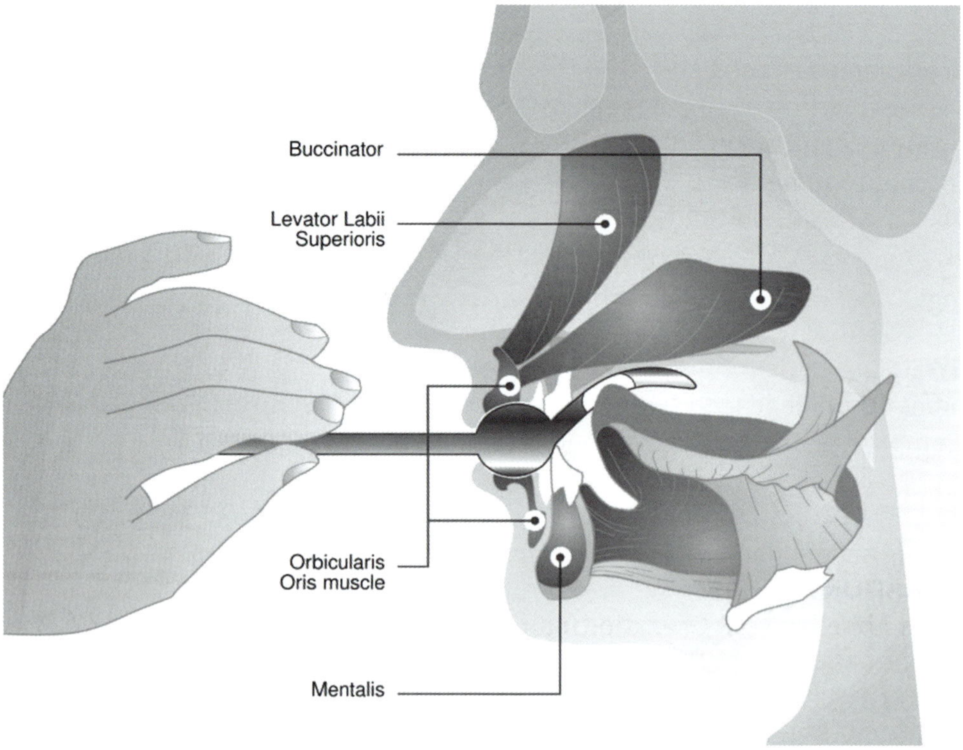

mit freundlicher Genehmigung von Kapitex

Für Anfänger:

- Legen Sie die Olive des Therapielöffels zwischen die Lippen.
- Geben Sie mit Ober- und Unterlippe leichten Druck auf den verdickten Teil des Stiels.
- Kontrollieren Sie mit einem Spiegel die Symmetrie: Die Mittellinie des Gesichtes darf nicht verrutschen!

Für Fortgeschrittene:

- Beginnen Sie wie oben beschrieben.
- Halten Sie den verdickten Teil des Löffels fest, während Sie ihn mit zwei Fingern aus dem Mund zu ziehen versuchen.
- Bauen Sie dazu den Zug am Löffel langsam auf!

Führen Sie jeweils ________ Wiederholungen durch.

Trainieren Sie ________ x täglich.

Variante:

Statt des Ora-light-Löffels können Sie auch den Griff Ihrer Zahnbürste, einen flachen Babylöffel aus Plastik oder einen Spatel zwischen den Lippen halten.

→ **ZIEL:** Verbesserung des Mundschlusses und Kräftigung der Mundmuskulatur

Anmerkungen zu „Ora-light zur Verbesserung des Lippenschlusses“

ZIEL
Vollständiger Lippenschluss in Ruhe und beim Essen oder Trinken

VERFAHREN
☐ Beratung ☒ Restitution ☐ Kompensation ☐ Adaptation

WIRKUNGSWEISE
Mit dem Ora-light-Lippentrainer kann sowohl die Kraft als auch die Bewegungsreichweite von M. orbicularis oris, M. mentalis und M. buccinator trainiert werden.

INDIKATION
- eingeschränkter Lippenschluss aufgrund sensibler oder motorischer Schwäche

KONTRAINDIKATION
Unvollständige Abheilung der Operationsnarbe

WICHTIG
Symmetrie soll jederzeit gewahrt bleiben, sodass das Philtrum nicht von der Mittellinie abweicht.

VARIATIONSMÖGLICHKEIT und KOMBINATIONSMÖGLICHKEITEN
Im Manual des Ora-light-Lippentrainers sind weitere Trainingsmöglichkeiten mit den verschiedenen Löffeln beschrieben.

BEMERKUNGEN
Der Bezug des Löffels ist über kapitex.com oder lokale Händler möglich. Auf YouTube finden sich unter dem Stichwort „Ora-light“ diverse Übungsvideos.

EIGENE NOTIZEN

4 Knopf-Übung

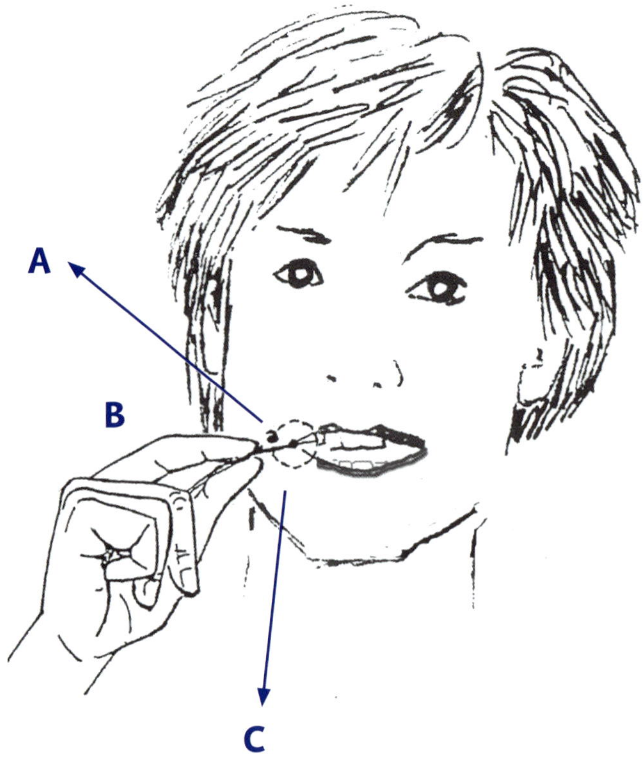

- Befestigen Sie einen flachen Knopf mit einem Durchmesser von etwa 2,5 cm an einem Stück Zahnseide.
- Legen Sie den Knopf in den Zwischenraum zwischen Frontzähnen und Lippe. Halten Sie dazu die Zahnseide nahe am Knopf fest.
- Schließen Sie nun die Lippen und halten Sie sie gegen Widerstand fest geschlossen.
  - **A** Ziehen Sie den Knopf sanft schräg aufwärts zum Training der Oberlippe.
  - **B** Ziehen Sie den Knopf sanft vorwärts zum Training beider Lippen.
  - **C** Ziehen Sie den Knopf sanft schräg abwärts zum Training der Unterlippe.

Trainieren Sie: ☐ links ☐ rechts

Ziehen Sie jeweils 7 Sekunden und führen Sie ______ Wiederholungen durch.

Trainieren Sie ______ x täglich.

! Wichtig:
Achten Sie darauf, dass Sie mit der Zahnseide nicht den Mundwinkel reizen.

→ **ZIEL:** Verbesserung des Mundschlusses und Kräftigung der Mundmuskulatur

Anmerkungen zu „Knopf-Übung“

ZIEL

Vollständiger Lippenschluss in Ruhe und beim Essen oder Trinken

VERFAHREN

☐ Beratung ☒ Restitution ☐ Kompensation ☐ Adaptation

WIRKUNGSWEISE

Mit dem Knopf an einem Faden kann sowohl die Kraft wie auch die Bewegungsreichweite von M. orbicularis oris, M. mentalis und M. buccinator trainiert werden.

INDIKATION

- eingeschränkter Lippenschluss aufgrund sensibler oder motorischer Schwäche
- ein sehr kräftiger Lippenschluss trainiert über die Buccinator-Schlaufe auch M. buccinator und oberen Schlundschnürer

KONTRAINDIKATION

Wunde Mundwinkel

WICHTIG

Symmetrie soll jederzeit gewahrt bleiben, sodass das Philtrum nicht von der Mittellinie abweicht.

VARIATIONSMÖGLICHKEIT und KOMBINATIONSMÖGLICHKEITEN

Anstelle von Zahnseide kann auch ein Baumwollfaden, der häufig gewechselt wird, verwendet werden.

BEMERKUNGEN

EIGENE NOTIZEN

5

TheraBite® 7 x 7 x 7

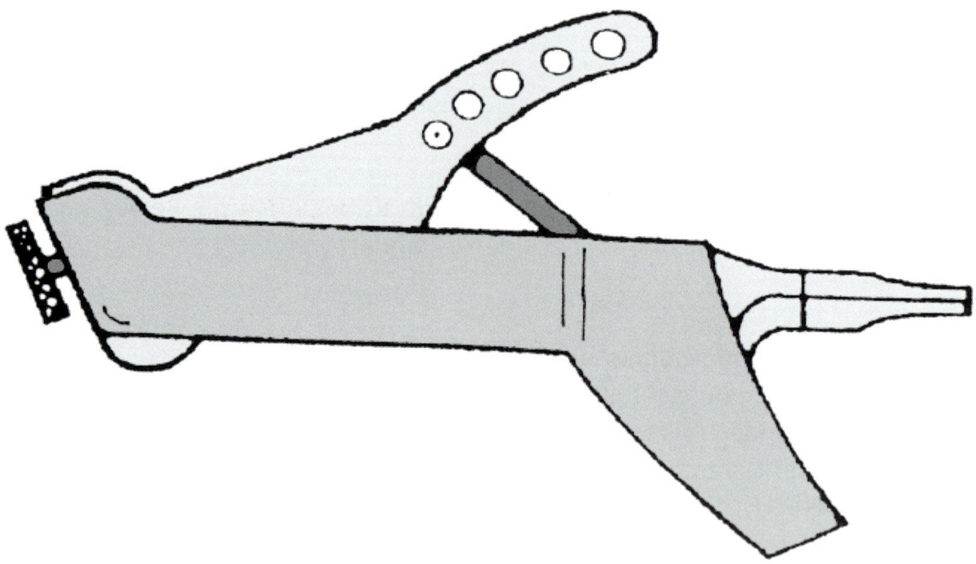

- Entspannen Sie den Kiefer.
- Platzieren Sie die Mundstücke zwischen Ihren Zähnen.
- Drücken Sie langsam und leicht auf den Hebel, um die Mundstücke zu öffnen. Das Gerät halten Sie dabei weiterhin waagerecht.
- Der Kiefer folgt den Bewegungen des Gerätes.
- Halten Sie mithilfe des Hebels die sachte Dehnung 7 Sekunden lang.
- Lassen Sie den Hebel langsam los, sodass sich Ihr Mund wieder schließt.

Führen Sie jeweils 7 Wiederholungen durch.

Trainieren Sie 7 x täglich.

Wichtig:
Ihre Therapeutin definiert nach einer Messung die für Sie ideale Dehnweite. Verändern Sie diese nur in Absprache mit der Fachfrau.

→ **ZIEL:** Verbesserung oder Erhalt des Bewegungsradius des Kiefergelenkes

Anmerkungen zu „TheraBite® 7 x 7 x 7“

ZIEL
Durch Dehnung der Kieferöffner Abbau oder Prävention von Trismus

VERFAHREN
☐ Beratung ☒ Restitution ☐ Kompensation ☐ Adaptation

WIRKUNGSWEISE
Durch eine physiologisch korrekte Schwingung werden die Kieferschließer optimal gedehnt.

INDIKATION
- präventiv während Radiotherapie
- bei Trismus nach Radiotherapie oder Narbenzügen

KONTRAINDIKATION
Brüche des Kiefers oder Osteoradionekrose

WICHTIG
Bei Nichtgebrauch wegen Schmerzen kann sich nebenstehender Teufelskreis entwickeln. Aus diesem Grund ist Non-Use zu vermeiden. Langfristig ist zur Gesunderhaltung des Kiefergelenkes ein regelmäßiges Training wichtig. Forciertes Dehnen ist absolut zu unterlassen!

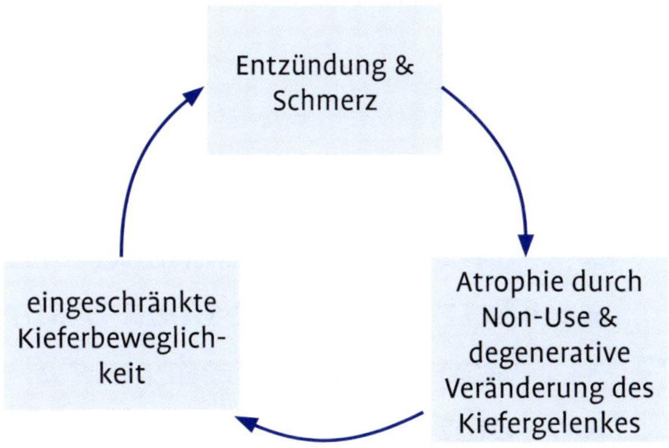

VARIATIONSMÖGLICHKEIT und KOMBINATIONSMÖGLICHKEITEN
Bei hochgradigem Schmerz das interdisziplinäre Netzwerk nutzen: Schmerzspezialist, Physiotherapie etc.

BEMERKUNGEN
Die Größe der Bewegung soll anfangs so klein gewählt werden, dass eine weiche und schmerzfreie Bewegung möglich ist, erst wenn das 7 x 7 x 7-Programm für einige Tage ohne spürbare Dehnung durchführbar ist, steigern.

EIGENE NOTIZEN

6 Kieferöffnung vergrößern

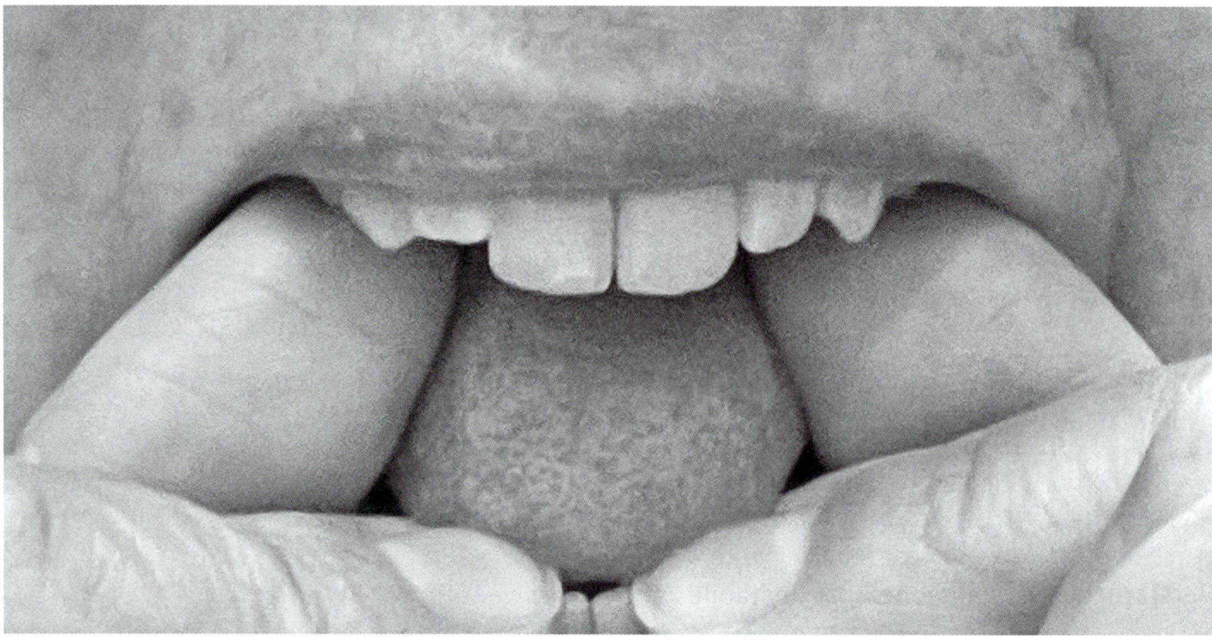

- Öffnen Sie Ihren Mund leicht.
- Setzen Sie die beiden Daumenbeeren auf die oberen äußeren Schneidezähne oder auf die beiden Eckzähne.
- Die Fingerbeeren der beiden Zeigefinger platzieren Sie auf den unteren Schneidezähnen so nah wie möglich an der Mittellinie.
- Senken Sie nun den Kiefer weiter ab, indem Sie Ihre Finger sehr langsam auseinanderspreizen.
- Halten Sie die Dehnung für ______ Sekunden.

Führen Sie jeweils ______ Wiederholungen durch.

Trainieren Sie ______ x täglich.

! **Wichtig:**
Die Bewegungen sollen langsam und symmetrisch durchgeführt werden. Nutzen Sie zur Kontrolle einen Spiegel.

→ **ZIEL:** Verbesserung oder Erhalt des Bewegungsradius des Kiefergelenkes

Anmerkungen zu „Kieferöffnung vergrößern“

ZIEL
Erhalt oder Verbesserung der Kieferauslenkung

VERFAHREN
☐ Beratung ☒ Restitution ☐ Kompensation ☐ Adaptation

WIRKUNGSWEISE
Im Gegensatz zum Dehnen mit Spatelstapeln wird beim Dehnen mit den Fingern die physiologische Schwingbewegung des Kiefergelenkes respektiert.

INDIKATION
- präventiv während Radiotherapie
- bei Bewegungseinschränkungen und Schmerz

KONTRAINDIKATION
Kieferbrüche, Osteoradionekrose, instabile Zähne, massive Form von Strahlenkaries

WICHTIG
Bei Nichtgebrauch wegen Schmerzen kann sich nebenstehender Teufelskreis entwickeln. Aus diesem Grund ist Non-use absolut zu vermeiden.

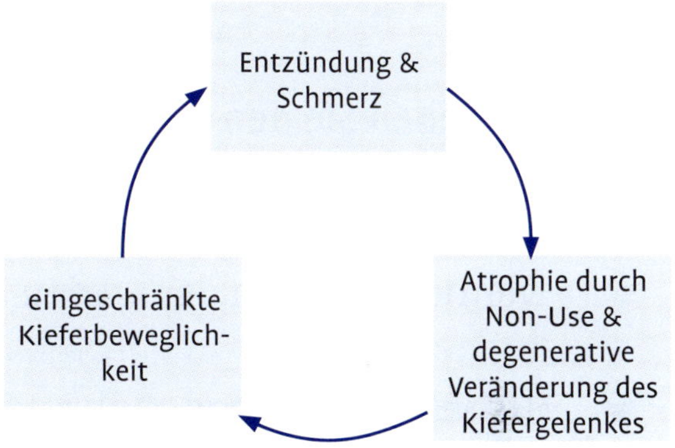

VARIATIONSMÖGLICHKEIT und KOMBINATIONSMÖGLICHKEITEN
Bei hochgradigem Schmerz das interdisziplinäre Netzwerk nutzen: Schmerzspezialist, Physiotherapie etc.

BEMERKUNGEN
Das Dehnen mit einer täglich steigenden Anzahl von Zungenspateln zwischen den Zahnreihen sollte nicht durchgeführt werden:
- eine tägliche Steigerung um einen Spatel führt bei Vorliegen von extremem Trismus zu Muskelzerrung oder Muskelrissen
- die rechteckigen Spatelstapel wirken unphysiologisch auf die beiden Kiefergelenke

EIGENE NOTIZEN

7 TheraBite® aktive Öffnung

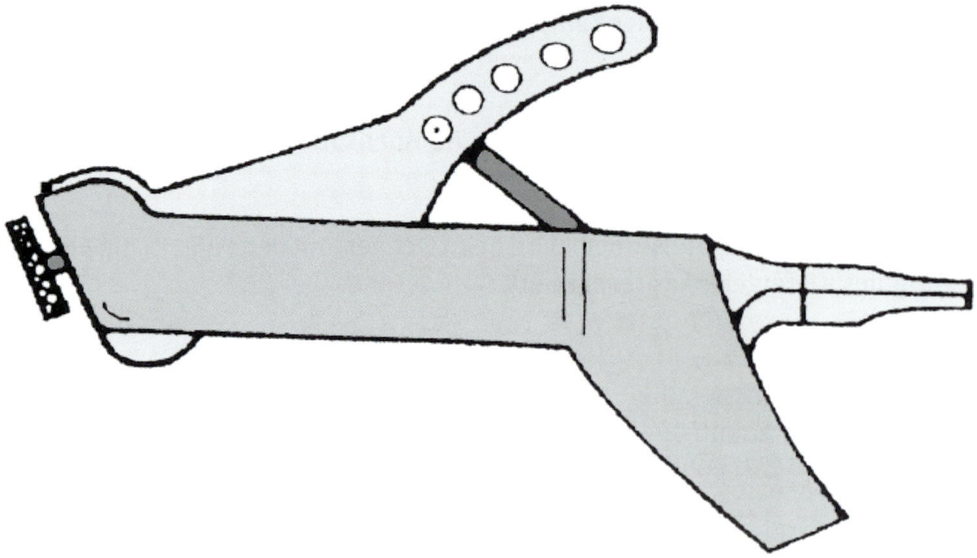

- Schieben Sie den TheraBite® zwischen die Zähne.
- Öffnen Sie das Gerät langsam, um Schmerzen oder Muskelzerrung zu vermeiden, bis ________ mm.
- Heben Sie während ________ Sekunden Ihre Zähne so weit wie möglich von den Mundstücken weg.
- Ruhen Sie auf den geöffneten Mundstücken aus.
- Führen Sie jeweils ________ Wiederholungen durch.
- Trainieren Sie ________ x täglich.

→ **ZIEL:** Verbesserung oder Erhalt des Bewegungsradius des Kiefergelenkes

Anmerkungen „TheraBite® aktive Öffnung“

ZIEL
Vergrößerung der Kieferöffnung

VERFAHREN
☐ Beratung ☒ Restitution ☐ Kompensation ☐ Adaptation

WIRKUNGSWEISE
Durch aktive Öffnung werden die Kieferschließer gedehnt und die Kieferöffner gestärkt.

INDIKATION
- reduzierte Unterkieferöffnung

KONTRAINDIKATION
Schmerzen

WICHTIG
Die Öffnung des Gerätes soll langsam erfolgen, auch ein Steigern der Geräteeinstellung soll behutsam vorgenommen werden.

VARIATIONSMÖGLICHKEIT
Anstelle des TheraBite®-Gerätes kann auch ein ähnlich wirkendes Spatelkreuz mit Gummibändern verwendet werden.

KOMBINATIONSMÖGLICHKEITEN

BEMERKUNGEN
Bei Schmerzen soll die Öffnung des TheraBite® und die Übungsanzahl sofort reduziert werden! Notieren Sie auf dem Patientenblatt die Anzahl der Wiederholungen pro Übungseinheit und pro Tag. Beginnen Sie immer mit minimaler Wiederholung und steigern Sie langsam.
Die Kiefertrainer können bei der jeweiligen Landesvertretung von Atos Medical GmbH bestellt werden.

EIGENE NOTIZEN

8 Kieferbewegung

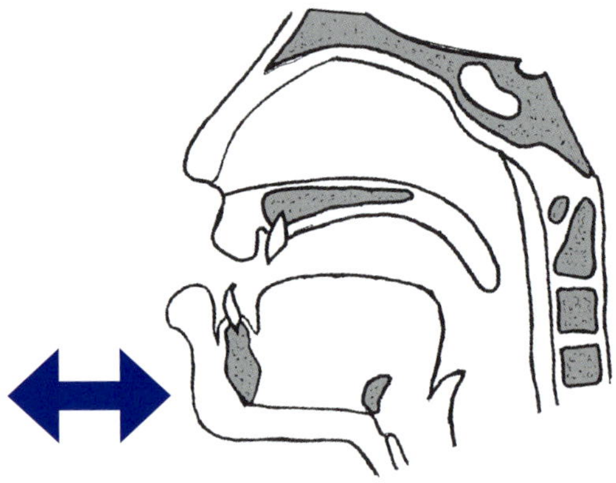

- Schieben Sie Ihren Kiefer langsam nach vorne, sodass die unteren Zähne vor den oberen stehen.
- Bleiben Sie für 2 Atemzüge in dieser Position.
- Gleiten Sie wieder zurück.

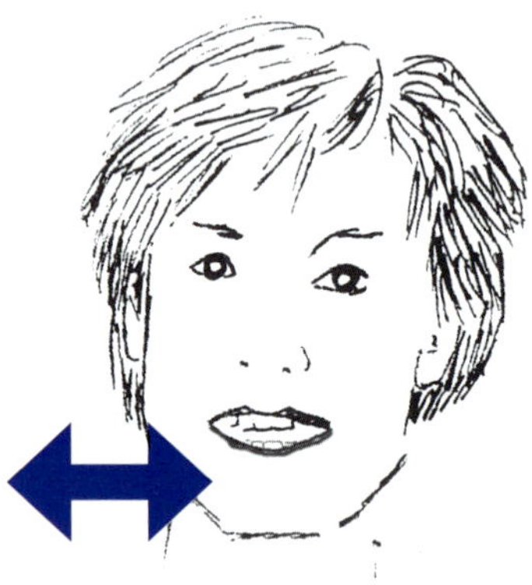

- Schieben Sie Ihren Unterkiefer nach rechts, bleiben Sie für 2 Atemzüge in dieser Position.
- Schieben Sie Ihren Unterkiefer nach links und bleiben Sie für 2 Atemzüge in dieser Position.

Führen Sie jeweils ______ Wiederholungen durch.

Trainieren Sie ______ x täglich.

! **Wichtig:**
Die Bewegungen sollen langsam und symmetrisch durchgeführt werden. Nutzen Sie zur Kontrolle einen Spiegel.

→ **ZIEL:** Verbesserung oder Erhalt des Bewegungsradius des Kiefergelenkes

Anmerkungen zu „Kieferbewegung“

ZIEL
Seitliche Auslenkung und Vorwärtsbewegung des Unterkiefers erhalten oder verbessern

VERFAHREN
☐ Beratung ☒ Restitution ☐ Kompensation ☐ Adaptation

WIRKUNGSWEISE
Durch eine Kombination von aktiver Bewegung und Dehnung des Antagonisten kann der Bewegungsradius des Kiefers während einer Radiotherapie erhalten werden oder eine bereits bestehende Einschränkung abgebaut werden.

INDIKATION
- präventiv während Radiotherapie
- postoperativ bei Bewegungseinschränkungen und Schmerz

KONTRAINDIKATION
Zunehmende Schmerzen

WICHTIG
Bei Nichtgebrauch wegen Schmerzen und/oder Nahrungskarenz kann sich nebenstehender Teufelskreis entwickeln. Aus diesem Grund ist ein Non-use absolut zu vermeiden.

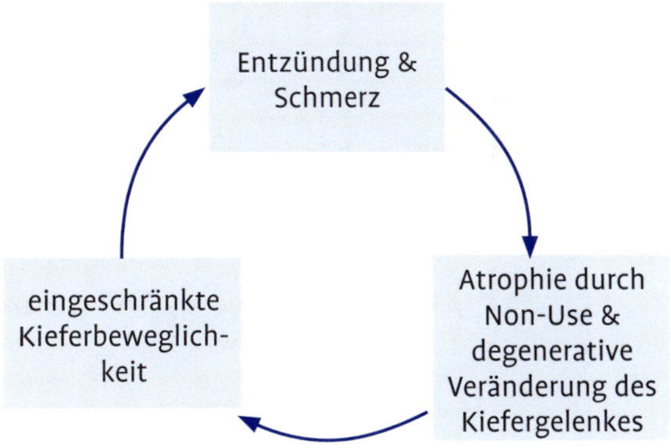

VARIATIONSMÖGLICHKEIT und KOMBINATIONSMÖGLICHKEITEN
Bei hochgradigem Schmerz das interdisziplinäre Netzwerk nutzen: Schmerzspezialist, Physiotherapie etc.

BEMERKUNGEN
Die Bewegung soll anfangs so klein gewählt werden, dass eine weiche und schmerzfreie Bewegung möglich ist, erst danach steigern.

EIGENE NOTIZEN

9 Kau-Übung mit Gaze

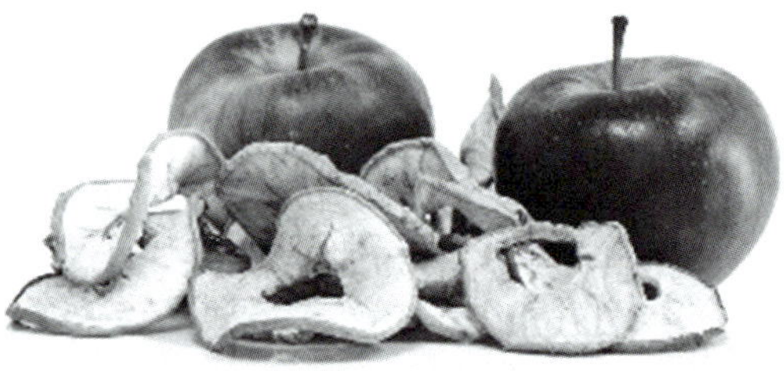

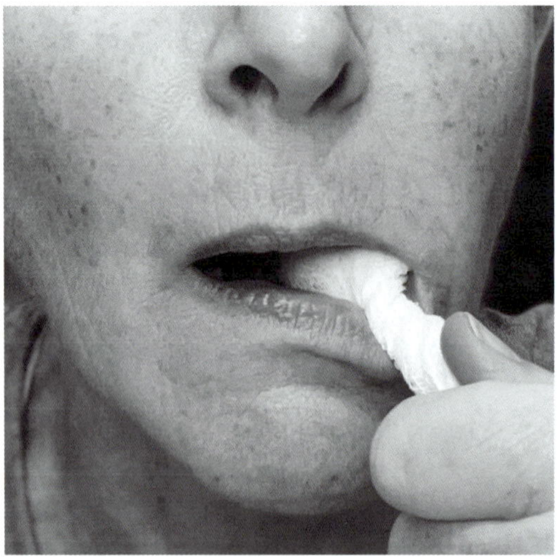

- Wickeln Sie einen halben Apfelring in eine mehrlagige Gaze.
- Drehen Sie die Enden der Gaze zu einem Säckchen.

- Platzieren Sie den Apfelring zwischen den Mahlzähnen

  ☐ links ☐ rechts

- Kauen Sie den Apfelring weich.
  Dabei halten Sie das Gazesäckchen jederzeit mit den Fingern fest.
- Wenn nötig, schlucken Sie Saft oder Speichel ab.

Führen Sie jeweils ________ Wiederholungen/Kaubewegungen durch.

Trainieren Sie ________ x täglich.

Variante:
Das Gazesäckchen können Sie auch mit getrockneten Aprikosen oder getrockneten Pflaumen, mit Trockenfleisch oder Kaugummi befüllen.

→ **ZIEL:** Verbesserung des Bewegungsradius der Zunge und des Kiefers

Anmerkungen zu „Kau-Übung mit Gaze“

ZIEL
Normalisieren oder Wiederherstellen der oralen Vorbereitungsphase/Kauphase ohne Aspiration von festen Nahrungsmitteln

VERFAHREN
☐ Beratung ☒ Restitution ☐ Kompensation ☐ Adaptation

WIRKUNGSWEISE
Durch das Kauen auf echten Lebensmitteln werden mahlende Kieferbewegungen (vorwärts, rückwärts und seitwärts), Zungenbewegungen und Buccinatorspannung alltagsrelevant trainiert. Durch die Sicherung in einem Gazesäckchen ist auch bei fehlender oder massiv herabgesetzter Sensibilität posteriores Leaking, Penetration oder Aspiration ausgeschlossen.

INDIKATION
- bei eingeschränkter Kieferfunktion
- bei eingeschränkter Zungenmotorik
- bei eingeschränkter Sensibilität der Zunge, z. B. nach Teilglossektomie

KONTRAINDIKATION
Mukositis Grad II oder höher

WICHTIG
Bei kräftigen Kaubewegungen ist regelmäßig zu überprüfen, ob das Gazesäckchen noch dicht ist oder Löcher aufweist, durch die Kaugut austreten kann.

VARIATIONSMÖGLICHKEIT und KOMBINATIONSMÖGLICHKEITEN
Kauen kann versuchsweise genutzt werden, um die Schwelle zur Triggerung der pharyngealen Phase zu senken und das Auslösen der pharyngealen Phase zu erleichtern.

BEMERKUNGEN
Falls die Patienten den Gazegeschmack unangenehm finden, kann die Gaze in Apfelsaft getaucht werden. Vor dem Einführen in den Mund jedoch gut ausdrücken!

EIGENE NOTIZEN

10 Hebung des weichen Gaumens

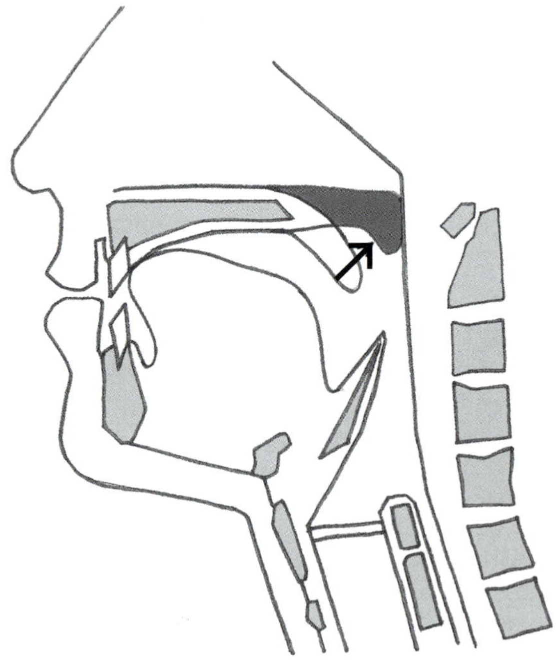

- Sprechen Sie die nachfolgenden Silben so deutlich wie möglich aus.
- Der wichtigste Trainingsmoment ist die Stauphase unmittelbar vor dem Laut „P“. Nehmen Sie sich etwas mehr Zeit als üblich, um vor dem Aussprechen des „P“ einen starken Druck im Mundraum aufzubauen.

Am → *Druckaufbau* → Pa
Om → *Druckaufbau* → Po
Um → *Druckaufbau* → Pu
Em → *Druckaufbau* → Pe
Im → *Druckaufbau* → Pi

Führen Sie jeweils ______ Wiederholungen durch.

Trainieren Sie ______ x täglich.

Variante:
Wenden Sie das gleiche Prinzip mit folgenden Silben an. Stauphase vor „T“!
An—ta, On—to, Un—tu, En—te, In—ti

→ **ZIEL:** Verbesserung des Abschlusses zwischen Nasen- und Rachenraum

Anmerkungen zu „Hebung des weichen Gaumens“

ZIEL
Verbesserung des velopharyngealen Abschlusses, um nasale Penetration oder erhöhte nasale Resonanz (aperta) zu reduzieren oder zu vermeiden

VERFAHREN
☐ Beratung ☒ Restitution ☐ Kompensation ☐ Adaptation

WIRKUNGSWEISE
Bei geringfügigen Defekten des velopharyngealen Abschlusses kann Ausdauer- oder Krafttraining den Kontakt zwischen velaren und pharyngealen Strukturen verbessern.

INDIKATION
- bei nasaler Penetration
- bei Hypernasalität

KONTRAINDIKATION
Bei massivem Bluthochdruck sollte von einem unverhältnismäßigen Druckaufbau vor dem Plosivlaut abgesehen werden.

WICHTIG
Wenn die endoskopische Kontrolle einen großräumigen Abstand zwischen Weichgaumen und Rachenrückwand oder einen asymmetrischen Strukturmangel aufzeigt, ist ausschließlich restituierendes Training kaum Erfolg versprechend. Hier sollten weitere Möglichkeiten wie das Anpassen einer Gaumensegelprothese oder eine chirurgische Verbesserung der Situation im interdisziplinären Team besprochen werden.

VARIATIONSMÖGLICHKEIT und KOMBINATIONSMÖGLICHKEITEN
Gelegentlich erleichtert das Absenken des Kinns oder eine Kopfdrehung den velopharyngealen Verschluss. Mit Reibelauten wie „S“, „F“ oder „SCH“ kann eine hilfreiche Kopfposition ausgetestet werden.

BEMERKUNGEN
Falls es dauernd zu nasaler Penetration von Getränken und Speisen kommt, ist der Patient zu instruieren, wie er nach dem Essen die Nasenräume reinigen kann. Je nach Größe des velopharyngealen Defektes kommen Schnäuzen, Nasendusche, Nasensauger für Babys oder anderes in Frage.

EIGENE NOTIZEN

---

11 Widerstand Zunge

- Legen Sie den Spatel oder den Stiel Ihrer Zahnbürste wie auf den Bildern dargestellt auf oder an die Zunge.
- Üben Sie für 5 Sekunden statischen Widerstand gegen den Spatel oder die Zahnbürste aus. Statischer Widerstand bedeutet, dass sich weder Spatel noch Zunge während des Krafttrainings bewegen.

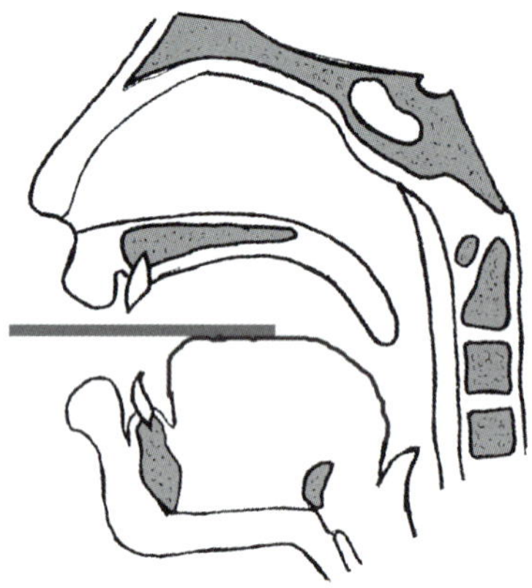

Druck des Zungenblattes nach oben

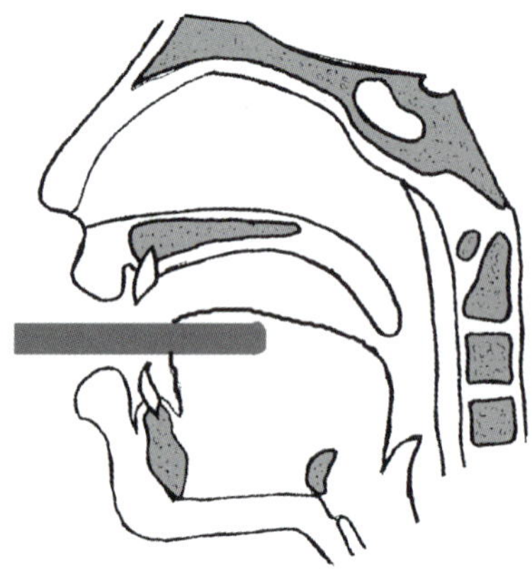

Druck der Zunge zur Seite
☐ nach links ☐ nach rechts

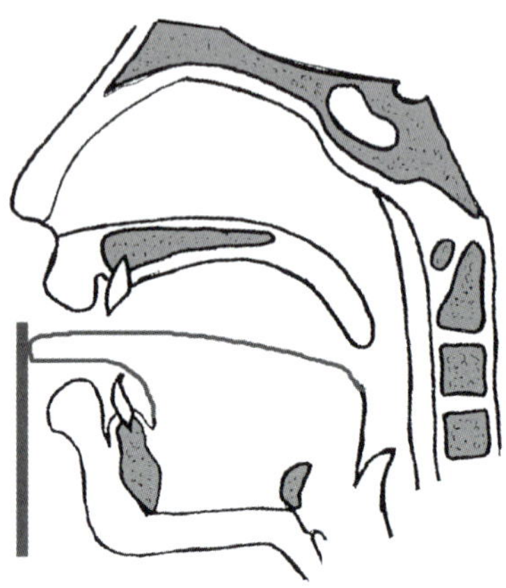

Druck der Zungenspitze geradeaus

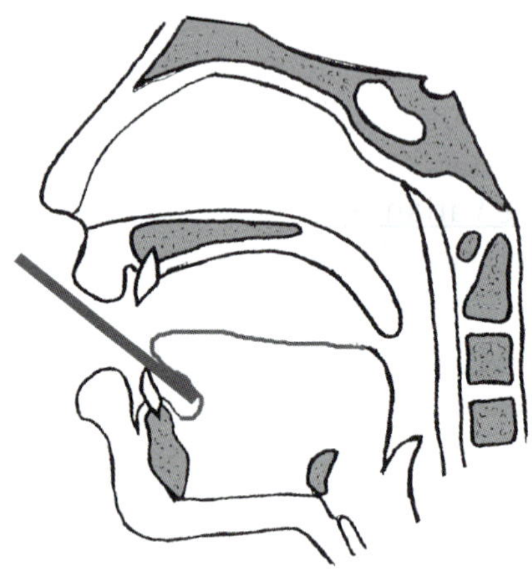

Druck der Zungenspitze abwärts

Führen Sie jeweils ______ Wiederholungen durch.

Trainieren Sie ______ x täglich.

→ **ZIEL:** Verbesserung der Kraft und Bewegungsreichweite der Zunge

Anmerkungen zu „Widerstand Zunge“

ZIEL
Globale Kräftigung der intrinsischen und extrinsischen Zungenmuskulatur

VERFAHREN
☐ Beratung ☒ Restitution ☐ Kompensation ☐ Adaptation

WIRKUNGSWEISE
Statischer Widerstand kräftigt die Muskulatur und verbessert die Ausdauer.

INDIKATION
- bei Schwäche der intrinsischen und extrinsischen Zungenmuskulatur
- nach (Teil-)Glossektomie

KONTRAINDIKATION
Zunehmende Schmerzen

WICHTIG
Der Widerstand soll so dosiert werden, dass die Symmetrie erhalten bleibt.

VARIATIONSMÖGLICHKEIT und KOMBINATIONSMÖGLICHKEITEN

Einfachere Variante A:
Der Spatel oder ein Finger kann nach großen Defekten an der Zunge, die mit einem Gewebelappen oder Flap, beispielsweise aus dem Unterarm, rekonstruiert wurde, auch zum Verschieben aus der Mittellinie verwendet werden. Die Aufgabe des Patienten ist es, die passiv verschobene Zunge von der Seite wieder zurück zur Mittellinie zu bewegen.

Einfachere Variante B:
Der Spatel wird als Ziel knapp über, neben oder vor der Zunge platziert: Der Patient soll die Zunge zunächst einen, später zwei oder mehr Millimeter bis hin zum Spatel bewegen.

BEMERKUNGEN

EIGENE NOTIZEN

12A Bewegung Zunge mit kleinem Bewegungsradius

Führen Sie die folgenden Aufgaben mit geschlossenen Lippen durch. Zwischen der oberen und der unteren Zahnreihe besteht ein kleiner Zwischenraum.

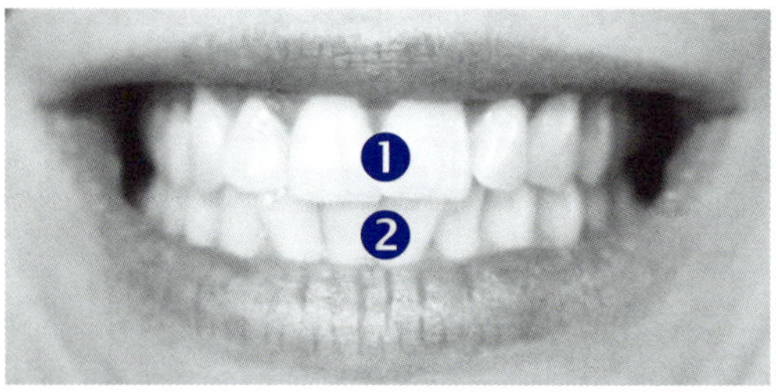

1. Tippen Sie mit der Zungenspitze die Rückseite der oberen Schneidezähne an.
2. Tippen Sie mit der Zungenspitze die Rückseite der unteren Schneidezähne an.

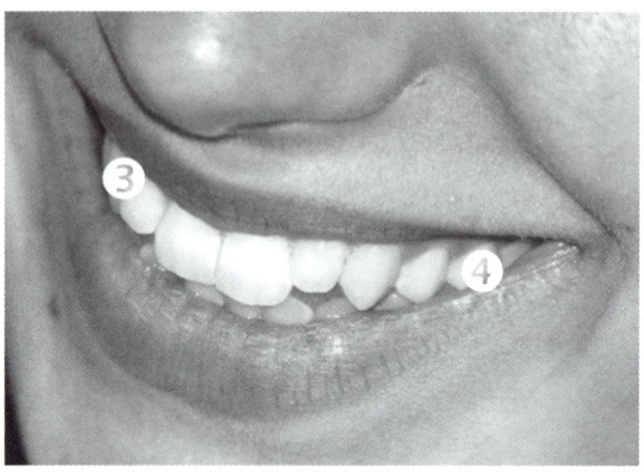

3. Legen Sie die rechte Zungenseite breitflächig an die Zähne rechts.
4. Legen Sie die linke Zungenseite breitflächig an die Zähne links.

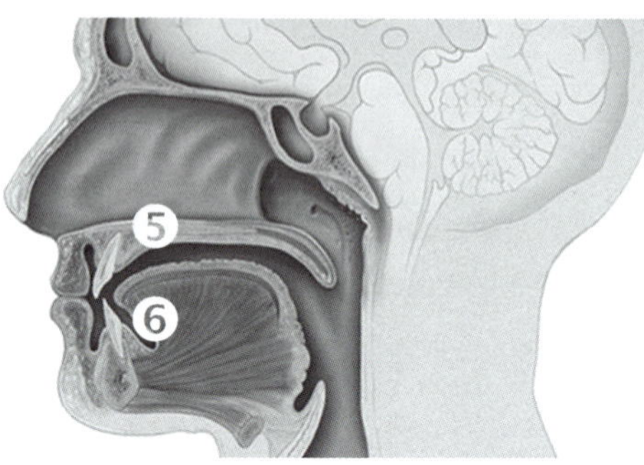

5. Tippen Sie mit der Zungenspitze an den Gaumen.
6. Tippen Sie mit der Zungenspitze in den Mundboden.

Führen Sie jeweils ______ Wiederholungen durch.

Trainieren Sie ______x täglich.

Variante:
Sie können den Schwierigkeitsgrad erhöhen, indem Sie den Mund und die Zahnreihen leicht öffnen.

→ **ZIEL:** Verbesserung der Bewegungsreichweite der Zunge

Anmerkungen zu „Bewegung Zunge mit kleinem Bewegungsradius“

ZIEL
Vergrößern des Bewegungsradius der Zunge in alle Richtungen, um die orale Vorbereitungs- und orale Transportphase zu verbessern

VERFAHREN
☐ Beratung ☒ Restitution ☐ Kompensation ☐ Adaptation

WIRKUNGSWEISE
Das Bewegen der Zungenspitze oder des Zungenkörpers hin zu einem Zielpunkt vergrößert langfristig die Bewegungsreichweite und wirkt gleichzeitig als Stimulus bei eingeschränkter Sensibilität.

INDIKATION
- bei eingeschränktem Umfang der Zungenbewegungen
- bei eingeschränkter Sensibilität der vorderen Zungenareale
- nach (Teil-)Glossektomie

KONTRAINDIKATION
Fehlende Sensibilität der gesamten Vorderzunge

WICHTIG
Wenn sowohl Motorik als auch Sensibilität eingeschränkt sind, dann fällt das Training im geschlossenen Mund schwer.

VARIATIONSMÖGLICHKEIT und KOMBINATIONSMÖGLICHKEITEN
Mit offenem Mund trainieren und Spiegelkontrolle nutzen: Die Zielpunkte (1-6) können mit einem Spatel (oder dem Stiel der Zahnbürste) angepasst an den momentanen Stand der Bewegungsreichweite vorgegeben werden.

BEMERKUNGEN

EIGENE NOTIZEN

12B Bewegung Zunge mit großem Bewegungsradius

Führen Sie die folgenden Aufgaben mit locker hängendem Kiefer durch.

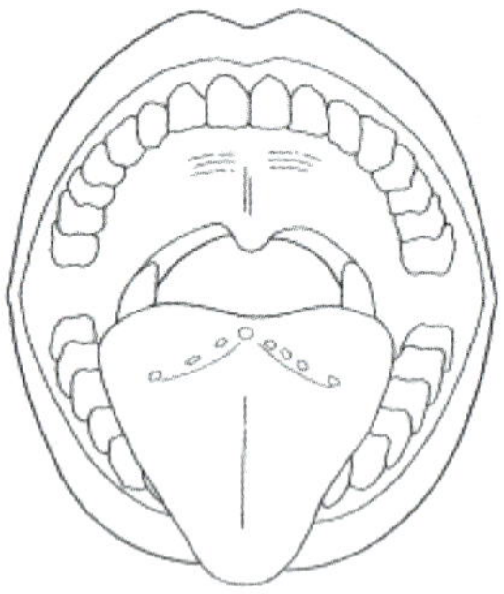

Strecken Sie die Zunge langsam und gerade heraus so weit wie es geht.
Nutzen Sie zur Kontrolle einen Spiegel.

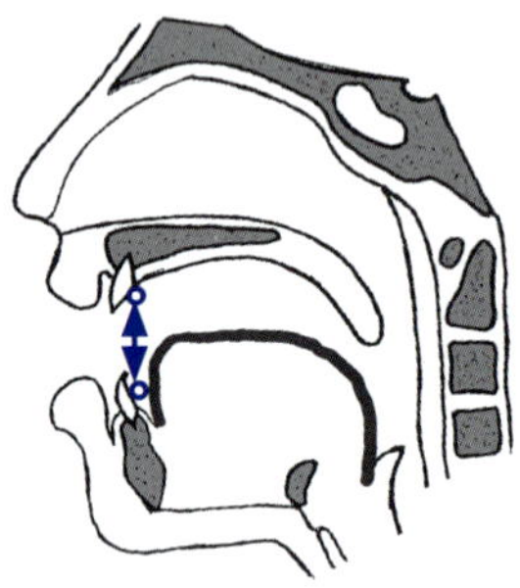

Berühren Sie mit der Zungenspitze dreimal im Wechsel die Rückseite der oberen und unteren Schneidezähne.

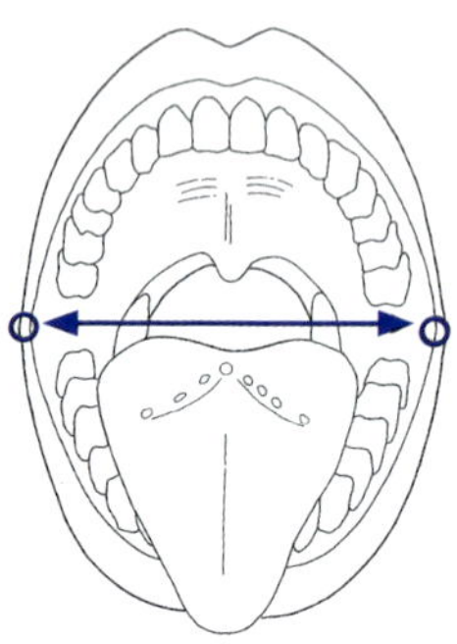

Berühren Sie mit der Zungenspitze dreimal im Wechsel den linken und den rechten Mundwinkel.

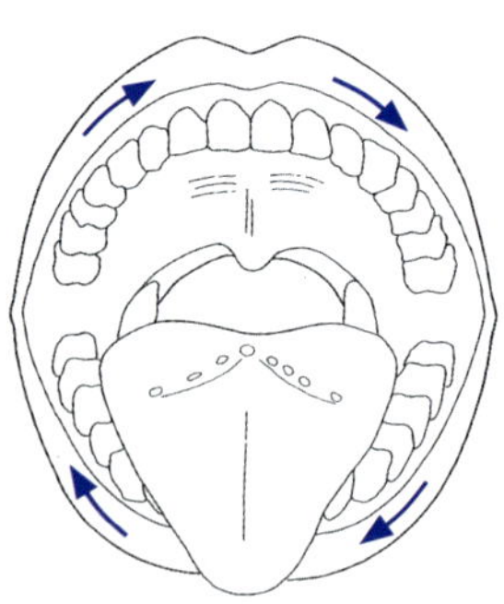

Fahren Sie mit der Zungenspitze präzise dem Lippenrot der Ober- und Unterlippe nach. Einmal im Uhrzeigersinn, einmal im Gegenuhrzeigersinn.

Führen Sie jeweils ________ Wiederholungen durch.

Trainieren Sie ________ x täglich.

→ **ZIEL:** Verbesserung der Bewegungsreichweite der Zunge

Anmerkungen zu „Bewegung Zunge mit großem Bewegungsradius“

ZIEL
Vergrößern des Bewegungsradius der Zunge in alle Richtungen, um die orale Vorbereitungs- und orale Transportphase zu verbessern

VERFAHREN
☐ Beratung ☒ Restitution ☐ Kompensation ☐ Adaptation

WIRKUNGSWEISE
Das Bewegen der Zungenspitze oder des Zungenkörpers hin zu einem Zielpunkt vergrößert langfristig die Bewegungsreichweite und wirkt gleichzeitig als Stimulus bei eingeschränkter Sensibilität.

INDIKATION
- bei eingeschränktem Umfang der Zungenbewegungen
- bei eingeschränkter Sensibilität der vorderen Zungenareale
- nach (Teil-)Glossektomie

KONTRAINDIKATION
Schmerzen

WICHTIG
Bei der Ausführung nicht auf Schnelligkeit, sondern auf Symmetrie und korrekte Bewegungsform achten. Spiegelkontrolle (gegebenenfalls mit aufgemalter Mittellinie) ist empfehlenswert.

VARIATIONSMÖGLICHKEIT und KOMBINATIONSMÖGLICHKEITEN

BEMERKUNGEN
Das Finden der neuen Mitte nach Lappeneinsatz (Flap) wird durch Bewegungsaufgaben stimuliert. Die Verbesserung der Bewegung benötigt viel Zeit, damit der Körper kompensatorische Muskulatur (beispielsweise im Mundboden) ansteuern und aufbauen kann.

EIGENE NOTIZEN

13 Zungenbewegung seitlich

Führen Sie die folgenden Aufgaben durch mit:

☐ geschlossenen Lippen ☐ leicht geöffnetem Mund

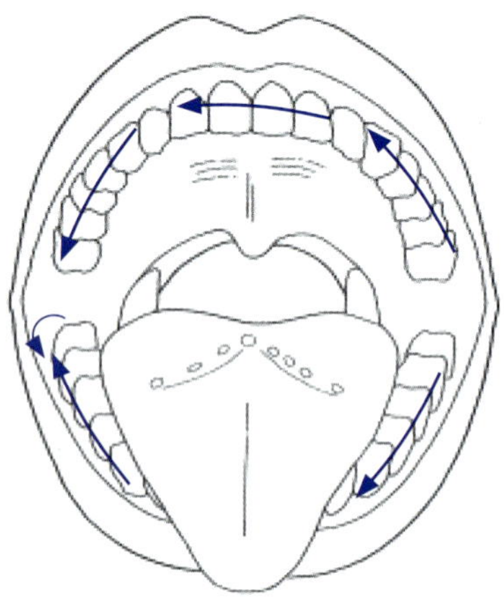

Zählen Sie mit der Zungenspitze Ihre Zähne:

- Beginnen Sie an der Außenseite des hintersten Zahnes oben links bis zum hintersten Zahn oben rechts.
- Richtungswechsel

- Beginnen Sie an der Außenseite des hintersten Zahnes unten links bis zum hintersten Zahn unten rechts.
- Richtungswechsel

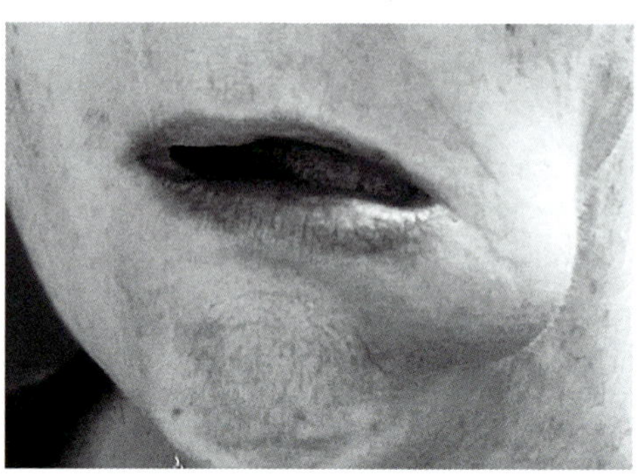

Versuchen Sie die Zungenspitze so tief wie möglich in Ihre Wangentaschen zu stecken:

- Wischen Sie mit der Zungenspitze die Wangentaschen oben aus.
- Wischen Sie mit der Zungenspitze die Wangentaschen unten aus.

Führen Sie jeweils ______ Wiederholungen durch.

Trainieren Sie ______ x täglich.

! **Wichtig:**
Führen Sie die Bewegungen langsam und geführt durch.

→ **ZIEL:** Verbesserung der seitlichen Bewegungsreichweite der Zunge

Anmerkungen zu „Zungenbewegung seitlich“

ZIEL
Vergrößern des Bewegungsradius der Zunge in lateraler Richtung, um die Zungenfunktion beim Kauen und beim Sammeln von Bolusteilen zu verbessern

VERFAHREN
☐ Beratung ☒ Restitution ☐ Kompensation ☐ Adaptation

WIRKUNGSWEISE
Große Auslenkbewegungen des Zungenkörpers verbessern bei stetiger Wiederholung die motorischen und sensiblen Fähigkeiten und wirken gleichzeitig dehnend auf die antagonistischen Fasern.

INDIKATION
- bei eingeschränktem Umfang der Zungenbewegungen
- bei eingeschränkter Sensibilität der vorderen Zungenareale
- nach (Teil-)Glossektomie

KONTRAINDIKATION
Schmerzen

WICHTIG
Bei der Ausführung nicht auf Schnelligkeit, sondern auf Symmetrie und korrekte Bewegungsform achten. Spiegelkontrolle (gegebenenfalls mit aufgemalter Mittellinie) ist empfehlenswert.

VARIATIONSMÖGLICHKEIT und KOMBINATIONSMÖGLICHKEITEN

BEMERKUNGEN

EIGENE NOTIZEN

14 Kugel bewegen

Führen Sie die folgenden Aufgaben durch mit:

☐ geschlossenen Lippen ☐ leicht geöffnetem Mund

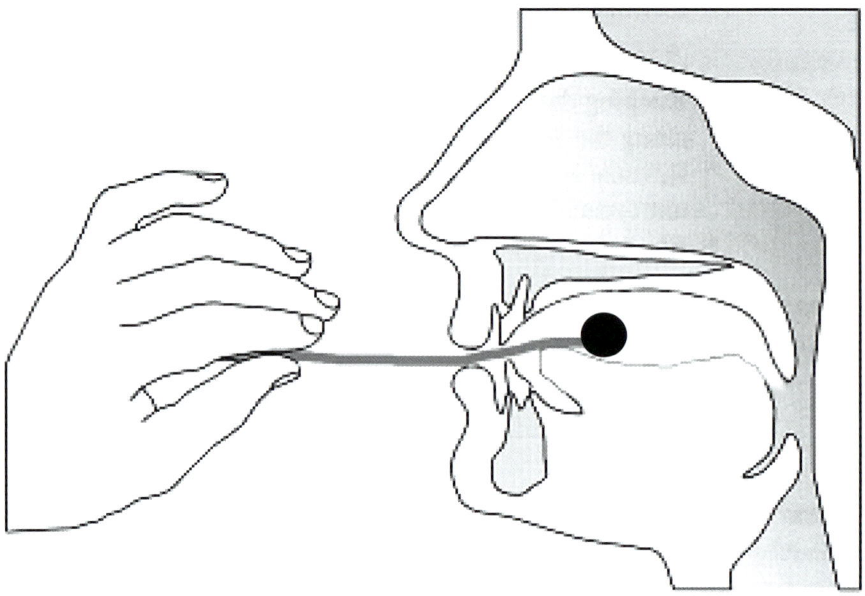

Modifizierte Darstellung nach Kapitex

- Binden Sie eine ungefärbte, unbehandelte Holzkugel an etwas Zahnseide fest.
- Legen Sie die Kugel auf die Mitte der Zunge und halten Sie sie locker am Faden fest.
- Bewegen Sie die Kugel dreimal im Wechsel von der rechten bis zur linken Zahnreihe.

Führen Sie jeweils ______ Wiederholungen durch.

Trainieren Sie ______ x täglich.

Variante:
Bewegen Sie die Kugel über die Zahnreihe hinaus bis in die Wangentasche.

→ **ZIEL:** Verbesserung der seitlichen Bewegungsreichweite der Zunge

Anmerkungen zu „Kugel bewegen“

ZIEL

Vergrößern des Bewegungsradius der Zunge in lateraler Richtung, um die Zungenfunktion beim Kauen und beim Sammeln von Bolusteilen zu verbessern

VERFAHREN

☐ Beratung ☒ Restitution ☐ Kompensation ☐ Adaptation

WIRKUNGSWEISE

Große Auslenkbewegungen des Zungenkörpers verbessern bei stetiger Wiederholung die motorischen und sensiblen Fähigkeiten und wirken gleichzeitig dehnend auf die antagonistischen Fasern.

INDIKATION

- bei eingeschränktem Umfang der Zungenbewegungen
- bei eingeschränkter Sensibilität der vorderen Zungenareale
- nach (Teil-)Glossektomie

KONTRAINDIKATION

Kognitive Einschränkungen

WICHTIG

Das Festhalten der Kugel schützt auch bei großen Sensibilitätsdefiziten vor Verschlucken und kann anfangs genutzt werden, um die Kugelbewegung durch Ziehen am Faden zu unterstützen.

VARIATIONSMÖGLICHKEIT und KOMBINATIONSMÖGLICHKEITEN

Wenn die Sensibilität nicht eingeschränkt ist und keine Gefahr von posteriorem Leaking oder laryngealer Penetration besteht, kann die Übung statt mit einer Kugel an einem Faden auch mit einer Kaugummikugel durchgeführt werden.

BEMERKUNGEN

Um den Schwierigkeitsgrad zu steigern, können Kugeln in abnehmender Größe verwendet werden:
Durchmesser rund 1,5 cm → Stufe leicht
Durchmesser rund 1,0 cm → Stufe mittelschwer
Durchmesser rund 0,7 cm → Stufe schwer

EIGENE NOTIZEN

15 Ora-Light: Zungenspitze

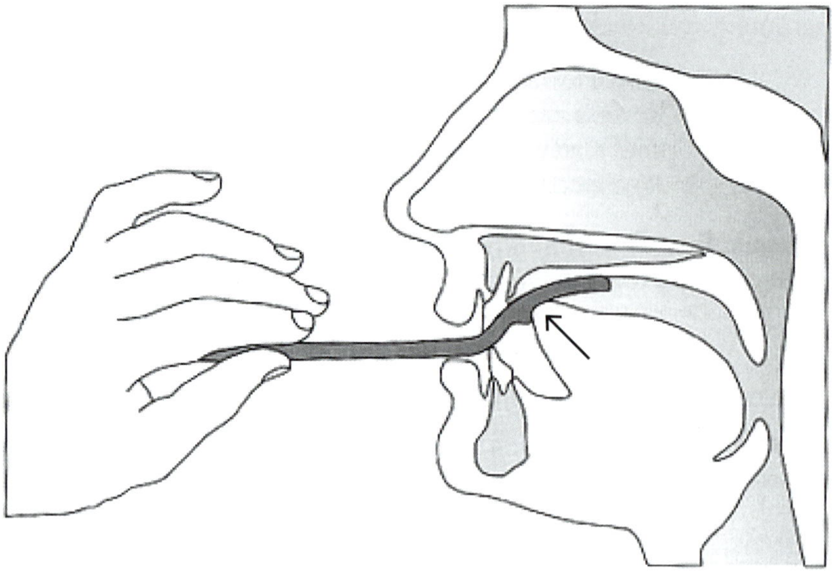

Modifizierte Darstellung nach Kapitex

- Ora-Light-Löffel 3: Platzieren Sie die Zungenspitze wie auf dem Bild angegeben.

- Halten Sie die Zungenspitze für 5 bis ______ Sekunden in dieser Position, ruhen Sie dann aus.

  Wiederholen Sie diese Übung 3 bis ______ x.

- Positionieren Sie die Zunge wie oben beschrieben und versuchen Sie dann, den Löffelgriff gegen den Widerstand der Zunge nach oben zu bewegen (Pause nach 6 Sekunden Widerstand).

→ **ZIEL:** Verbesserung der Zungenspitzenhebung

Anmerkungen zu „Ora-Light: Zungenspitze“

ZIEL
Effektvolle Elevation der Zungenspitze während der oralen Phase

VERFAHREN
☐ Beratung ☒ Restitution ☐ Kompensation ☐ Adaptation

WIRKUNGSWEISE
Durch Training und Lernen wird die sensomotorische Normalfunktion nach neurogener oder struktureller Störung wiederhergestellt.

INDIKATION
- eingeschränkte Elevation der Zungenspitze, z. B. nach Zungenteilresektion

KONTRAINDIKATION
Schmerzen

WICHTIG
Auf eine symmetrische Ausführung der Aufgabe achten!

VARIATIONSMÖGLICHKEIT
Mit Ora-Light-Löffel 2 oder 3 üben. Es werden dabei unterschiedliche Anteile der Zungenspitze beansprucht.

KOMBINATIONSMÖGLICHKEITEN

BEMERKUNGEN
Weitere Übungsmöglichkeiten im Handbuch des Herstellers der Therapielöffel.
Sie können die Therapielöffel direkt beim englischen Hersteller www.kapitex.com bestellen oder bei Google unter dem Suchbegriff „Ora-Light“ einen lokalen Anbieter heraussuchen.

EIGENE NOTIZEN

___

___

___

16 Zungenspitzen-Hebung I

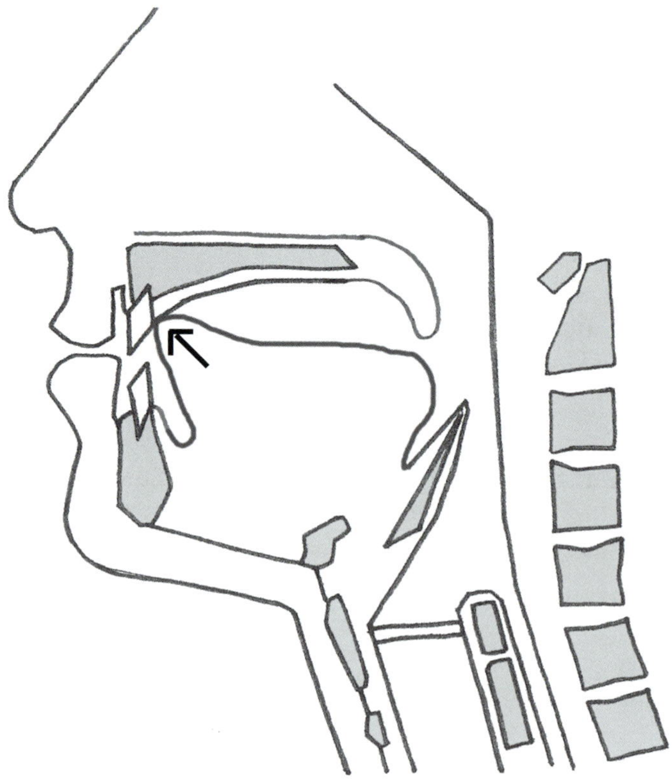

- Heben Sie bei geschlossenem Mund die Zungenspitze an den Gaumen.
- Öffnen Sie den Mund langsam, sodass die Zungenspitze den Kontakt nicht verliert.
- Führen Sie jeweils 5 bis 10 Wiederholungen durch.
- Trainieren Sie ________ x täglich.

→ **ZIEL:** Verbesserung der Zungenspitzenhebung

Anmerkungen zu „Zungenspitzen-Hebung I“

ZIEL
Vollständige Hebung der Zungenspitze als Voraussetzung für einen effektiven Bolustransport während der oralen Phase

VERFAHREN
☐ Beratung ☒ Restitution ☐ Kompensation ☐ Adaptation

WIRKUNGSWEISE
Wiederherstellung der sensomotorischen Funktionen nach neurogener oder struktureller Störung durch Training und Lernen

INDIKATION
- bei unvollständiger Zungenspitzenelevation, z. B. nach Zungenteilresektion oder Zungengrundresektion
- bei verlängerter oraler Transit-Zeit

KONTRAINDIKATION
Schmerzen

WICHTIG
Die Zungenspitze muss unbedingt hinter den oberen Schneidezähnen liegen – sie darf auf keinen Fall eine interdentale Position einnehmen!

VARIATIONSMÖGLICHKEIT
Bei eingeschränkter sensibler Wahrnehmung kann z. B. ein Gummiring auf die Zunge gelegt werden, der gegen den oberen Alveolarkamm gepresst werden muss.

KOMBINATIONSMÖGLICHKEITEN
Elevation der Zungenmitte und des Zungengrundes, Ergänzen mit Artikulationsübungen der zweiten Artikulationsstelle

BEMERKUNGEN

EIGENE NOTIZEN

17 Zungenspitzen-Hebung II

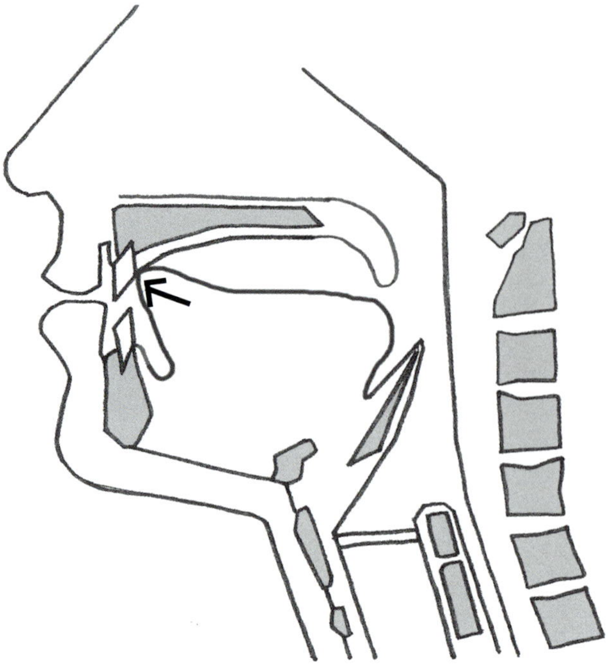

- Berühren Sie mit der Zungenspitze die oberen Schneidezähne (s. Abbildung).
- Lecken Sie die Oberlippe ab.
- Versuchen Sie Ihre Nase mit der Zungenspitze zu berühren.
- Lecken Sie mit Ihrer Zunge die Außenseite Ihrer Zähne.
- Schnalzen Sie mit der Zungenspitze.

→ **ZIEL:** Verbesserung der Zungenspitzenhebung

Anmerkungen zu „Zungenspitzen-Hebung II“

ZIEL
Effektvolle Hebung der Zungenspitze während des Beginns der oralen Phase

VERFAHREN
☐ Beratung ☒ Restitution ☐ Kompensation ☐ Adaptation

WIRKUNGSWEISE
Durch Training und Lernen wird eine kräftige Elevation ermöglicht.

INDIKATION
- mangelhafter oraler Bolustransport
- erhöhte orale Transit-Zeit
- Coating am Gaumen
- Residuen im Mundraum

KONTRAINDIKATION
Schmerzen

WICHTIG
Die Zungenspitze muss unbedingt hinter den oberen Schneidezähnen liegen – sie darf auf keinen Fall eine interdentale Position einnehmen!

VARIATIONSMÖGLICHKEIT

KOMBINATIONSMÖGLICHKEITEN
Elevation der Zungenmitte und des Zungengrundes, Ergänzen mit Artikulationsübungen der zweiten Artikulationsstelle

BEMERKUNGEN

EIGENE NOTIZEN

Zungenspitzen-Hebung III

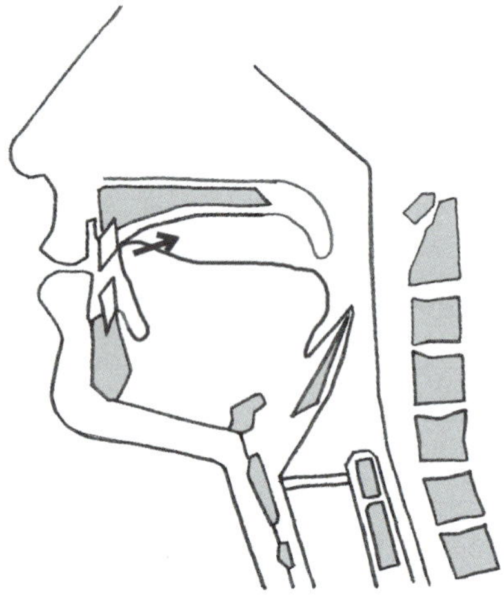

- Fahren Sie mit der Zungenspitze so weit wie möglich dem Gaumen entlang nach hinten.

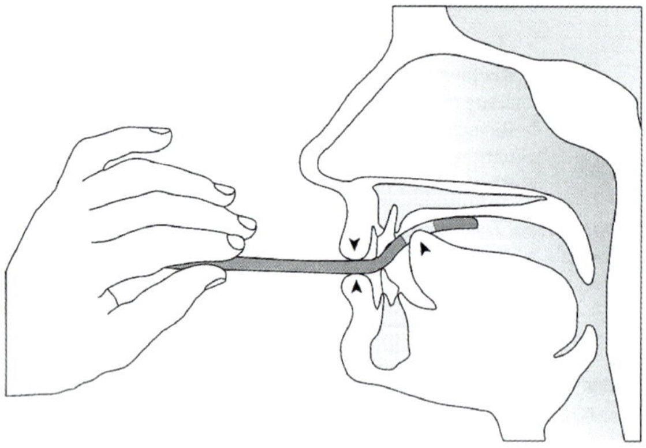

Darstellung nach Kapitex

- Tasten Sie mit der Zungenspitze nach dem Loch im Therapielöffel Nr. 2.
- Pressen Sie die Zungenspitze in das Loch und halten Sie den Druck 5 bis ______ Sekunden.

- Saugen Sie Ihre Zungenspitze an den Gaumen.

→ **ZIEL:** Verbesserung der Zungenspitzenhebung

Anmerkungen zu „Zungenspitzen-Hebung III"

ZIEL
Effektvolle Hebung der Zungenspitze während des Beginns der oralen Phase

VERFAHREN
☐ Beratung ☒ Restitution ☐ Kompensation ☐ Adaptation

WIRKUNGSWEISE
Durch Training und Lernen wird eine kräftige Elevation ermöglicht.

INDIKATION
- mangelhafter oraler Bolustransport
- erhöhte orale Transit-Zeit
- Coating am Gaumen
- Residuen im Mundraum

KONTRAINDIKATION
Schmerzen

WICHTIG
Die Zungenspitze muss unbedingt hinter den oberen Schneidezähnen liegen – sie darf auf keinen Fall eine interdentale Position einnehmen!

VARIATIONSMÖGLICHKEIT

KOMBINATIONSMÖGLICHKEITEN
Elevation der Zungenmitte und des Zungengrundes, Ergänzen mit Artikulationsübungen der zweiten Artikulationsstelle

BEMERKUNGEN
Sie können die Therapielöffel direkt beim englischen Hersteller www.kapitex.com bestellen oder bei Google unter dem Suchbegriff „Ora-Light" einen lokalen Anbieter heraussuchen.

EIGENE NOTIZEN

19 Artikulation N / T / D / L

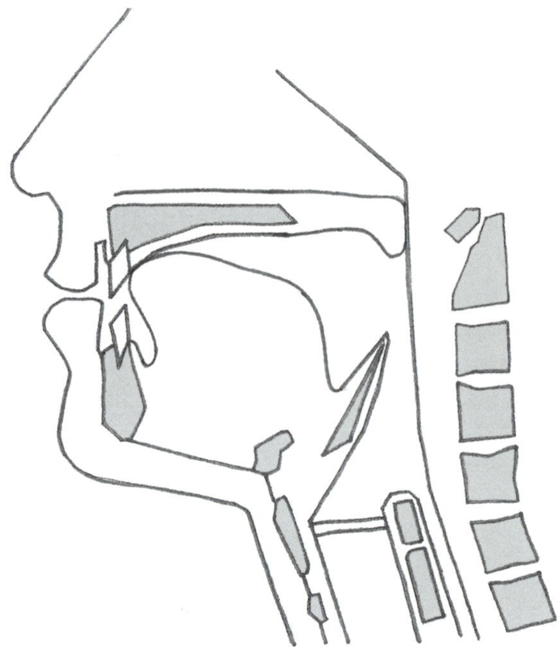

- Nehmen Sie mit der Zunge die Position ein, als ob Sie ein „N", „T", „D" oder „L" sprechen wollten, und halten Sie diese Zungenstellung während 5 Sekunden.

- Sprechen Sie mit deutlicher Artikulation (Zungenspitze berührt oben!):

Na	Ta	Da	La
No	To	Do	Lo
Nu	Tu	Du	Lu
Ne	Te	De	Le
Ni	Ti	Di	Li

→ **ZIEL:** Verbesserung der Zungenspitzenhebung

Anmerkungen zu „Artikulation N / T / D / L“

ZIEL
Zungenspitzenelevation zum oralen Bolustransport

VERFAHREN
☐ Beratung ☒ Restitution ☐ Kompensation ☐ Adaptation

WIRKUNGSWEISE
Wiederherstellung der sensomotorischen Funktionen nach neurogener oder struktureller Störung durch Training und Lernen.

INDIKATION
- mangelhafter Bolustransport während der oralen Phase
- mangelhafte Elevation der Zungenspitze

KONTRAINDIKATION
Schmerzen

WICHTIG
Falls der Patient die Zunge nicht spontan in der Mittellinie platziert, sollte unbedingt vor dem Spiegel trainiert werden.

VARIATIONSMÖGLICHKEIT
Die Übung kann stumm oder mit Stimme durchgeführt werden.

KOMBINATIONSMÖGLICHKEITEN

BEMERKUNGEN
Die Übung kann ausgebaut werden, indem der Patient Wortlisten mit N/T/D/L im Anlaut, Inlaut oder Auslaut erhält. Das Üben mit sinnlosen Silben hat jedoch meist einen größeren Effekt, weil die Patienten sich auf die Elevation konzentrieren können. Bei sprachlichen Aufgaben wie dem Sprechen von Wörtern und Sätzen ist die Elevation meist nicht so ausgeprägt wie in isolierten Silben (Antizipation und Koartikulation). Diese Laute bewirken gleichzeitig eine Verlagerung des Zungenbeines nach vorne.

EIGENE NOTIZEN

20 Hebung des Zungenblattes gegen Widerstand

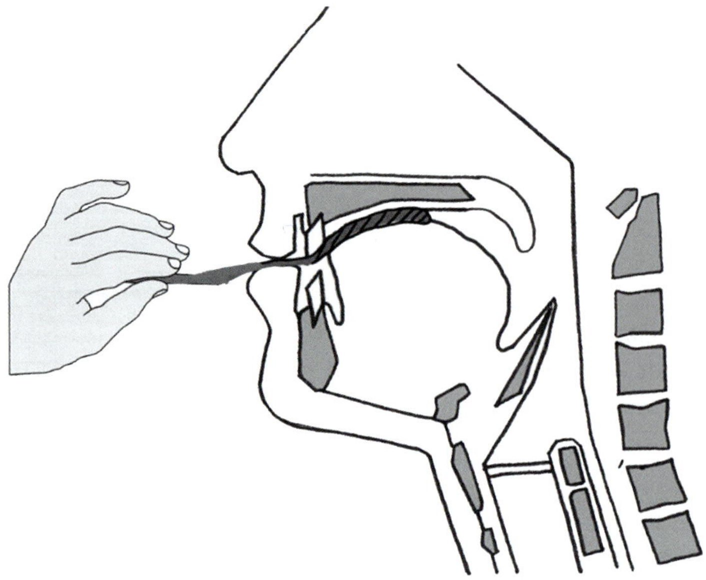

☐ Training mit Löffel

- Legen Sie einen flachen Plastiklöffel an den Gaumen wie oben auf dem Bild.
- Heben Sie Ihre Zunge nach oben und füllen Sie den Löffel flächig mit Ihrer Zunge aus.
- Üben Sie für 5 Sekunden leichten Druck gegen den Löffel aus.

☐ Training mit Gazerolle

- Wickeln Sie etwas Gaze zu einer Rolle auf.
- Befeuchten Sie die Gaze mit wenig Wasser oder Saft.
- Legen Sie die Gaze an den Gaumen wie oben auf dem Bild.
- Drücken Sie mit der Zunge gegen die Gazerolle.
- Halten Sie den Druck nach oben aufrecht, während Sie mit der Hand versuchen, die Gazerolle aus dem Mund zu ziehen.

Führen Sie jeweils ______ Wiederholungen durch.

Trainieren Sie ______ x täglich.

! **Wichtig:**
Die Gaze darf auf Druck keine Flüssigkeit abgeben!

→ **ZIEL:** Verbesserung der Hebung des Zungenblattes gegen den Gaumen

Anmerkungen zu „Hebung des Zungenblattes gegen Widerstand“

ZIEL
Vergrößern des Bewegungsradius der Zunge in kranialer Richtung und Kraftaufbau, um die Zungenfunktion zum Austreiben des Bolus aus dem Mundraum zu verbessern

VERFAHREN
☐ Beratung ☒ Restitution ☐ Kompensation ☐ Adaptation

WIRKUNGSWEISE
Mit dem Löffel oder einer Gazerolle am Gaumen kann auch bei inkomplettem Kontakt zum Gaumen am Kraftaufbau gearbeitet werden, da durch den Platzhalter (Löffel/Gaze) leichter eine Berührung möglich ist.

INDIKATION
- bei eingeschränktem Umfang der Zungenbewegung nach oben
- bei eingeschränkter Sensibilität der vorderen Zungenareale
- nach (Teil-)Glossektomie

KONTRAINDIKATION
Schmerzen

WICHTIG
Die Gazerolle darf bei vorliegendem Aspirationsrisiko niemals nass sein und Flüssigkeit freigeben.

VARIATIONSMÖGLICHKEIT und KOMBINATIONSMÖGLICHKEITEN
Falls das Schlucken von Flüssigkeiten trainiert werden soll, kann die nasse Gaze ausgedrückt werden und im Anschluss ein Schluckakt mit Schlucktechnik durchgeführt werden.

BEMERKUNGEN
Gazerolle oder Löffel können dem momentanen Stand der Hebung angepasst werden:
Durchmesser/Stärke groß → geringe Zungenhebung nötig
Durchmesser/Stärke gering → große Zungenhebung nötig

Flache, günstige Plastiklöffel sind in der Babyabteilung des Drogeriemarktes in unterschiedlicher Stärke oder Dicke erhältlich.

EIGENE NOTIZEN

21 Hebung des Zungenblattes I

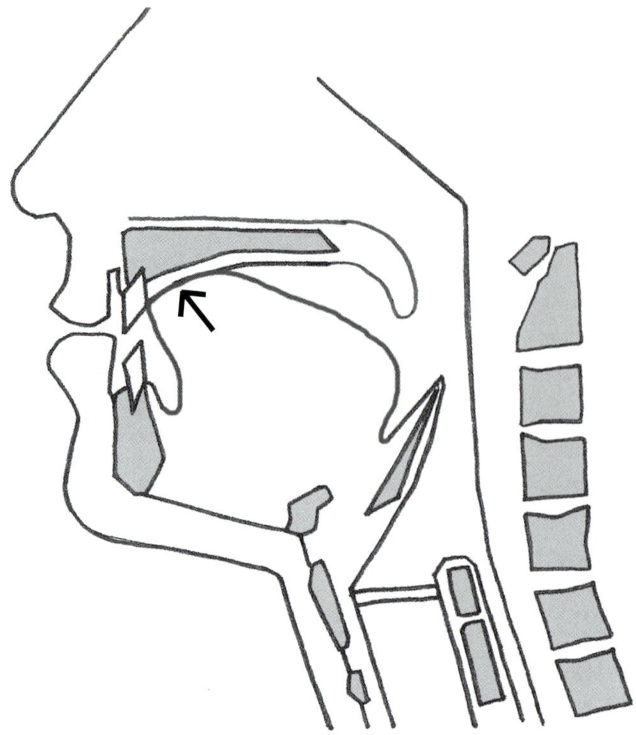

- Saugen Sie die Zunge an den Gaumen, lösen Sie den Sog nach 4 Sekunden mit einem Knall.
- Saugen Sie die Zunge an den Gaumen. Öffnen und schließen Sie dabei den Mund.
- Tauchen Sie eine Gazerolle in Saft. Legen Sie sie auf die Zunge. Heben Sie das Zungenblatt gegen den Gaumen, sodass der Saft ausgepresst wird.

→ **ZIEL:** Verbesserung der Hebung des Zungenblattes gegen den Gaumen

Anmerkungen zu „Hebung des Zungenblattes I“

ZIEL
Normale Elevation des Zungenblattes während der oralen Phase

VERFAHREN
☐ Beratung ☒ Restitution ☐ Kompensation ☐ Adaptation

WIRKUNGSWEISE
Durch Training und Lernen wird die sensomotorische Normalfunktion nach neurogener oder struktureller Störung wiederhergestellt.

INDIKATION
- eingeschränkte Elevation des Zungenblattes
- Residuen im Mundraum
- Coating am Gaumen
- verlängerte orale Transit-Zeit

KONTRAINDIKATION
Nicht mit in Flüssigkeit getränkter Gaze trainieren, falls Aspirationsgefahr besteht!

WICHTIG:
Unbedingt auf symmetrische Zungenhebung achten: Bleibt z. B. das Zungenbändchen in der Mitte?

VARIATIONSMÖGLICHKEIT
Die Gaze kann je nach Fähigkeit des Patienten mit wenigen oder vielen Lagen gerollt werden. Falls noch kein vollständiger Kontakt zwischen Gaumen und Zunge möglich ist, wird eine dickere Rolle verwendet.

KOMBINATIONSMÖGLICHKEITEN
Übungen gegen Widerstand und Übungen für die Zungenspitze

BEMERKUNGEN

EIGENE NOTIZEN

22 Hebung des Zungenblattes II

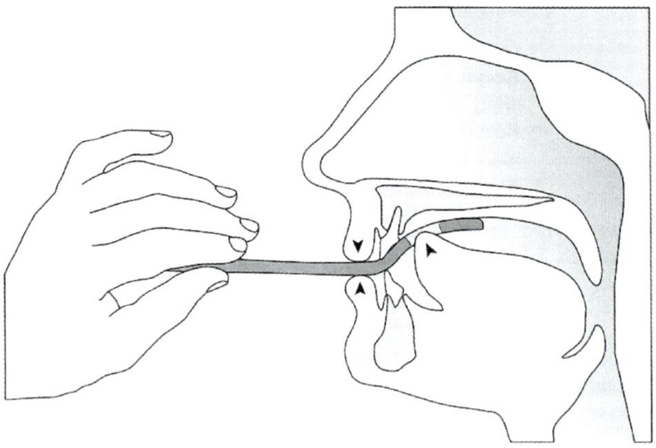

Modifizierte Darstellung nach Kapitex

- Drücken Sie ein feuchtes Schwämmchen am Stiel mit der Zunge gegen den Gaumen.

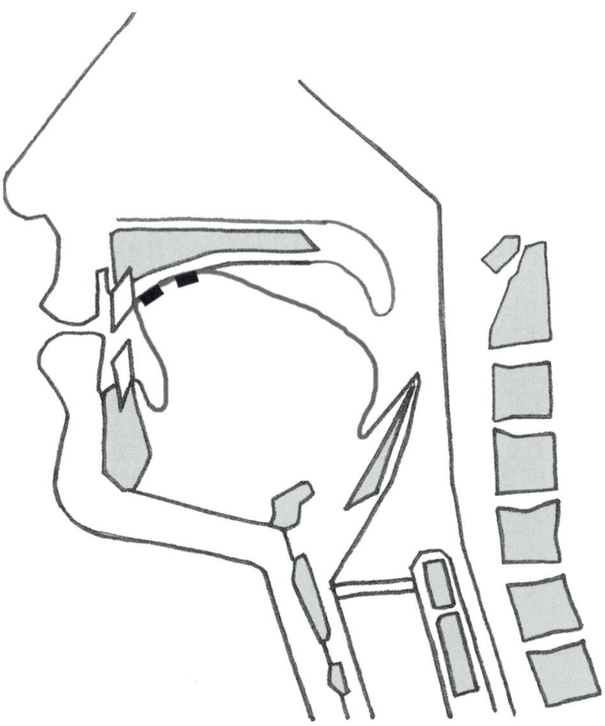

- Legen Sie einen kleinen Gummiring auf die Zungenspitze und einen auf die Mitte des Zungenrückens. Drücken Sie beide Gummiringe gegen den Gaumen. Schlucken Sie dabei Speichel, ohne dass sich die Gummiringe bewegen.

→ **ZIEL:** Verbesserung der Hebung des Zungenblattes gegen den Gaumen

Anmerkungen zu „Hebung des Zungenblattes II“

ZIEL
Normale Elevation des Zungenblattes während der oralen Phase

VERFAHREN
☐ Beratung ☒ Restitution ☐ Kompensation ☐ Adaptation

WIRKUNGSWEISE
Durch Training und Lernen wird die sensomotorische Normalfunktion nach neurogener oder struktureller Störung wiederhergestellt.

INDIKATION
- eingeschränkte Elevation des Zungenblattes
- Residuen im Mundraum
- Coating am Gaumen
- verlängerte orale Transit-Zeit

KONTRAINDIKATION
Bei stark eingeschränkter Boluskontrolle nicht mit losen Gegenständen im Mundraum üben → prädeglutitive Aspiration möglich!

WICHTIG
Unbedingt auf symmetrische Zungenhebung achten: Bleibt z. B. das Zungenbändchen in der Mitte?

VARIATIONSMÖGLICHKEIT
Mit dem Schwämmchen am Stiel kann auch Widerstand gegen den Zungendruck ausgeübt werden.

KOMBINATIONSMÖGLICHKEITEN
Übungen gegen Widerstand und Übungen für die Zungenspitze

BEMERKUNGEN
Normalerweise werden Schwämmchen mit Stiel zur Mundhygiene verwendet.
Gummiringe sind erhältlich beim Kieferorthopäden (Zahnspange) oder bei Lieferanten von logopädischem Material.

EIGENE NOTIZEN

____

____

____

23 Kugel-Jonglieren

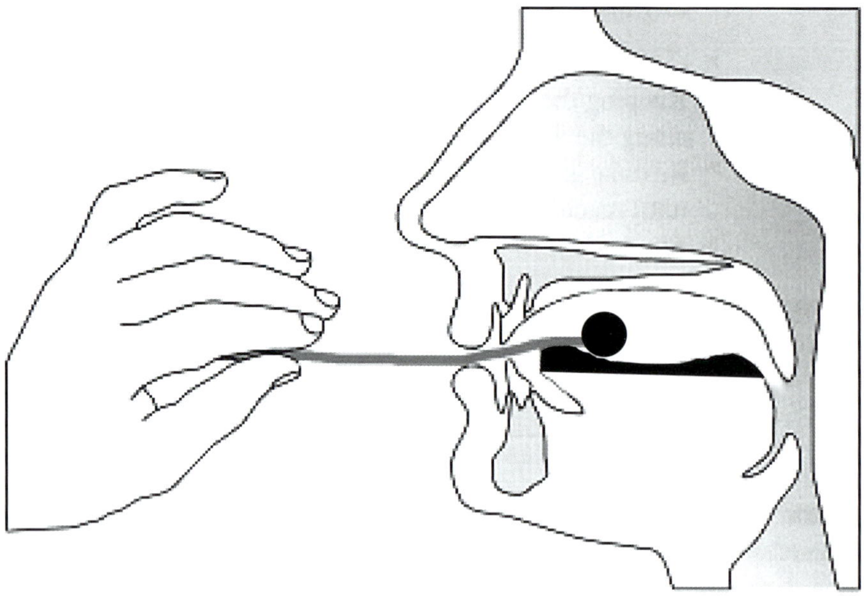

Modifizierte Darstellung nach Kapitex

- Binden Sie eine Holz- oder Acrylkugel an einen Baumwollfaden.
- Legen Sie die Kugel in die Mitte der Zunge und halten Sie sie locker am Faden fest.
- Bewegen Sie die Kugel bei offenem Mund in der Zungenschüssel herum. Versuchen Sie die Kugel nach rechts und links oder vorwärts/rückwärts zu bewegen. Vielleicht schaffen Sie es, die Kugel auf der Zunge kreisen zu lassen.
- Halten Sie die Kugel in der Zungenschüssel, während Sie den Kopf nach vorne, nach links und nach rechts neigen.

→ **ZIEL:** Verbesserung Geschicklichkeit der Zunge

Anmerkungen zu „Kugel-Jonglieren“

ZIEL
Verbesserung der Zungenfeinmotorik, Verbesserung der Zungenschüsselfunktion

VERFAHREN
☐ Beratung ☒ Restitution ☐ Kompensation ☐ Adaptation

WIRKUNGSWEISE
Durch Training und Lernen wird die sensomotorische Normalfunktion nach neurogener oder struktureller Störung wiederhergestellt.

INDIKATION
- mangelhaftes Halten und Formen eines Bolus in der Zungenschüssel
- Residuen und Coating im Mundraum

KONTRAINDIKATION
Schmerzen

WICHTIG
Die Kugel muss unbedingt dauernd festgehalten werden.

VARIATIONSMÖGLICHKEIT
Die Übung kann mit Kugeln verschiedener Größe durchgeführt werden.

KOMBINATIONSMÖGLICHKEITEN
Grobmotorische Übungen der Zunge

BEMERKUNGEN
Für die Bildung von „SCH“ ist ebenfalls eine Art Zungenschüssel nötig.

EIGENE NOTIZEN

24 Hebung des Zungenrückens gegen Widerstand

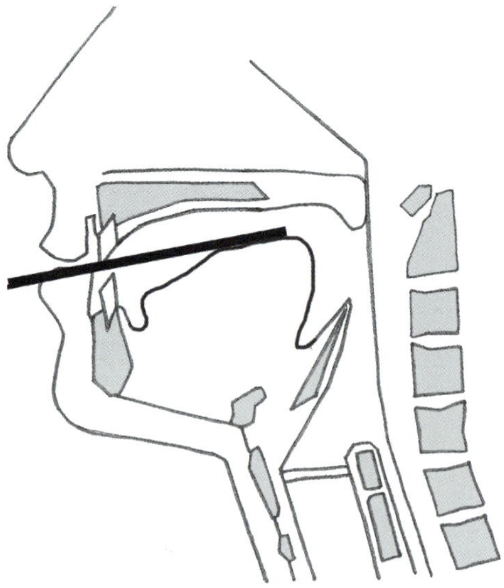

- Heben Sie den Zungenrücken gegen den Widerstand des Spatels, als ob Sie ein „K“ sprechen wollten. Halten Sie den Widerstand 5 oder _______ Sekunden.

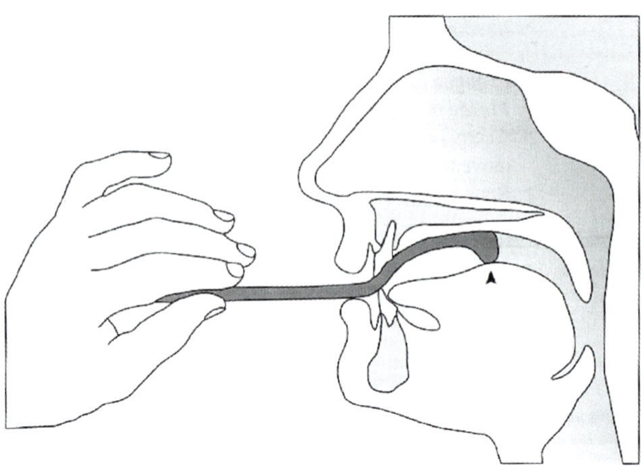

Darstellung nach Kapitex

- Legen Sie den Therapielöffel Nr. 4 auf den hinteren Teil der Zunge. Heben Sie die Zunge gegen den Widerstand des Löffels zum Gaumen.

→ **ZIEL:** Verbesserung der Hebung des Zungenrückens

Anmerkungen zu „Hebung des Zungenrückens gegen Widerstand“

ZIEL
Komplette Elevation des Zungenrückens gegen den weichen Gaumen während der oralen Transportphase

VERFAHREN
☐ Beratung ☒ Restitution ☐ Kompensation ☐ Adaptation

WIRKUNGSWEISE
Durch Training und Lernen wird die sensomotorische Normalfunktion nach neurogener oder struktureller Störung wiederhergestellt. Widerstand vergrößert die Rückmeldung der Muskelafferenzen, aktiviert dadurch mehr Motoneurone und erhöht so die Kontraktionsfähigkeit des Muskels.

INDIKATION
- eingeschränkte Elevation des Zungenrückens
- Residuen im Mundraum
- Coating am Gaumen
- verlängerte orale Transit-Zeit

KONTRAINDIKATION
Schmerzen

WICHTIG
Gelegentlich können diese Übungen Würgereiz auslösen! Platzieren Sie in diesem Fall den Löffel etwas weiter vorne und versuchen Sie später etwas weiter nach hinten zu rücken (Desensibilisierung).

VARIATIONSMÖGLICHKEIT

KOMBINATIONSMÖGLICHKEITEN
Anschließend aktive Hebung des Zungenrückens

BEMERKUNGEN
Sie können die Therapielöffel beim englischen Hersteller www.kapitex.com bestellen oder bei Google unter dem Suchbegriff „Ora-Light“ einen lokalen Anbieter heraussuchen.

EIGENE NOTIZEN

25 Hebung des Zungenrückens

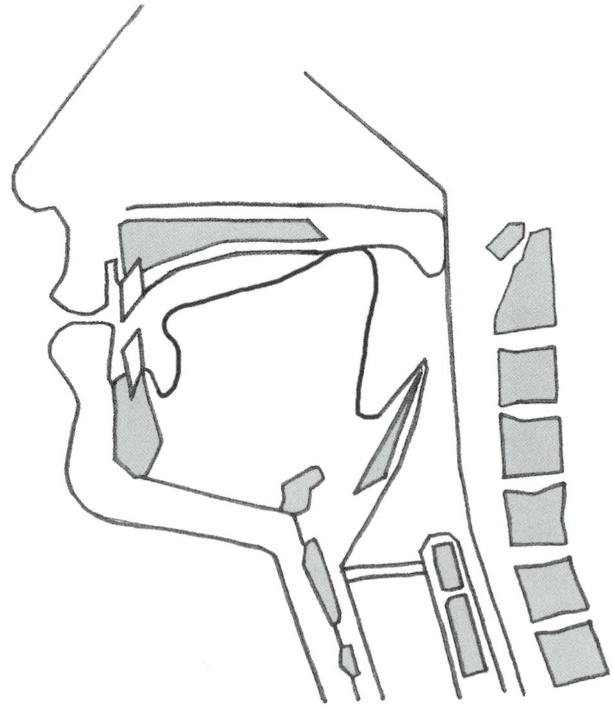

- Klicken oder schnalzen Sie an der gleichen Stelle, wo Sie ein „K“ sprechen würden.

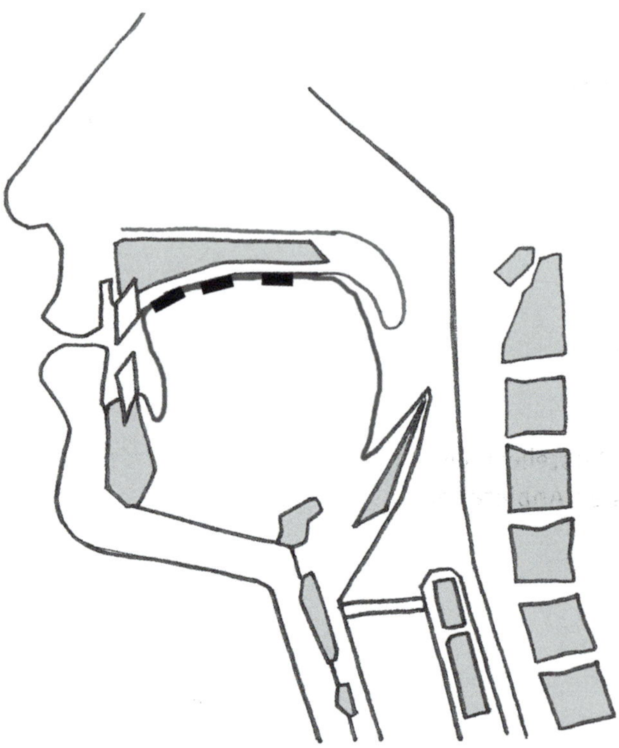

- Legen Sie einen Gummiring auf die Zungenspitze, einen Gummiring auf die Mitte des Zungenblattes und den dritten auf die Mitte des Zungenrückens: Saugen Sie alle drei Ringe an den Gaumen. Versuchen Sie Speichel zu schlucken, ohne dass sich die Ringe bewegen.

→ **ZIEL:** Verbesserung der Hebung des gesamten Zungenkörpers

Anmerkungen zu „Hebung des Zungenrückens“

ZIEL

Effiziente Elevation des Zungenrückens, um einen sicheren Verschluss gegen den Gaumen während der Vorbereitungsphase zu garantieren und einen kraftvollen Bolustransport während der oralen Phase zu erreichen

VERFAHREN

☐ Beratung ☒ Restitution ☐ Kompensation ☐ Adaptation

WIRKUNGSWEISE

Durch Training und Lernen wird die sensomotorische Normalfunktion nach neurogener oder struktureller Störung wiederhergestellt.

INDIKATION

- vorzeitiger Bolusverlust während der oralen Vorbereitungsphase (Leaking)
- ineffektiver Bolustransport während der oralen Phase
- Residuen und Coating im hinteren Mundraum

KONTRAINDIKATION

Schmerzen oder Aspirationsgefahr

WICHTIG

Die Gummiringe können gelegentlich Würgereiz auslösen, wiederholte Versuche in etwas vorverlagerter Position können den Reiz abschwächen.

VARIATIONSMÖGLICHKEIT

Die Gummiringübung kann, falls keine Aspirationsgefahr vorliegt, auch mit flachen Karottenscheiben oder Apfelstückchen durchgeführt werden.

KOMBINATIONSMÖGLICHKEITEN

Elevationsübungen für Zungenspitze und Zungenblatt

BEMERKUNGEN

Gummiringe sind erhältlich beim Kieferorthopäden (Zahnspange) oder bei Lieferanten von logopädischem Material.

EIGENE NOTIZEN

26 Artikulation NG / K / G / CH

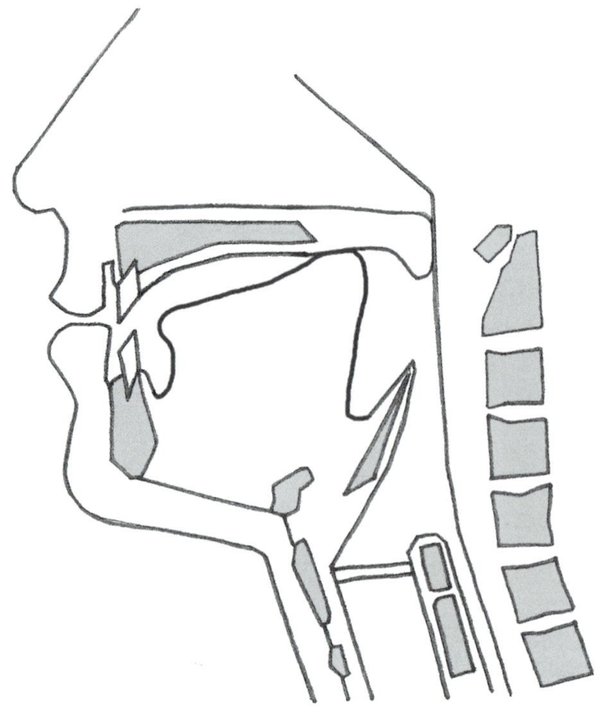

- Nehmen Sie mit der Zunge die Position ein, als ob Sie ein „NG", „K", „G" oder „CH" sprechen wollten, und halten Sie diese Zungenstellung während 5 Sekunden.

- Sprechen Sie mit deutlicher Artikulation (Zunge hebt sich im hinteren Teil!):

Nga	Ka	Ga	Cha
Ngo	Ko	Go	Cho
Ngu	Ku	Gu	Chu
Nge	Ke	Ge	Che
Ngi	Ki	Gi	Chi

→ **ZIEL:** Verbesserung der Hebung des Zungenrückens

Anmerkungen zu „Artikulation NG / K / G / CH“

ZIEL

Effektvolle Zungenrückenelevation zum oralen Bolustransport, Aktivität der suprahyoidalen Muskeln (Larynxhebung)

VERFAHREN

☐ Beratung ☒ Restitution ☐ Kompensation ☐ Adaptation

WIRKUNGSWEISE

Durch Training und Lernen wird die sensomotorische Normalfunktion nach neurogener oder struktureller Störung wiederhergestellt.

INDIKATION

- mangelhafter Bolustransport während der oralen Phase
- reduzierte Elevation des Zungenrückens
- eingeschränkte Larynxelevation während der pharyngealen Phase

KONTRAINDIKATION

Schmerzen

WICHTIG

Die Übung soll mit allen Lauten nur durchgeführt werden, wenn eine korrekte Hebung des Zungenrückens stattfindet. Ansonsten nur einen oder zwei Laute üben lassen.

VARIATIONSMÖGLICHKEIT

Die Übung kann stumm oder mit Stimme durchgeführt werden.

KOMBINATIONSMÖGLICHKEITEN

BEMERKUNGEN

Die Übung kann ausgebaut werden, indem der Patient Wortlisten mit NG/K/G/CH im Anlaut, Inlaut oder Auslaut erhält. Das Üben mit sinnlosen Silben hat jedoch meist einen größeren Effekt, weil die Patienten sich auf die Elevation konzentrieren können. Bei sprachlichen Aufgaben wie dem Sprechen von Wörtern und Sätzen ist die Elevation meist nicht so ausgeprägt wie in isolierten Silben (Antizipation und Koartikulation). Diese Laute bewirken eine Elevation des Zungenbeines nach hinten.

EIGENE NOTIZEN

27 Ora-Light: Zungenrücken

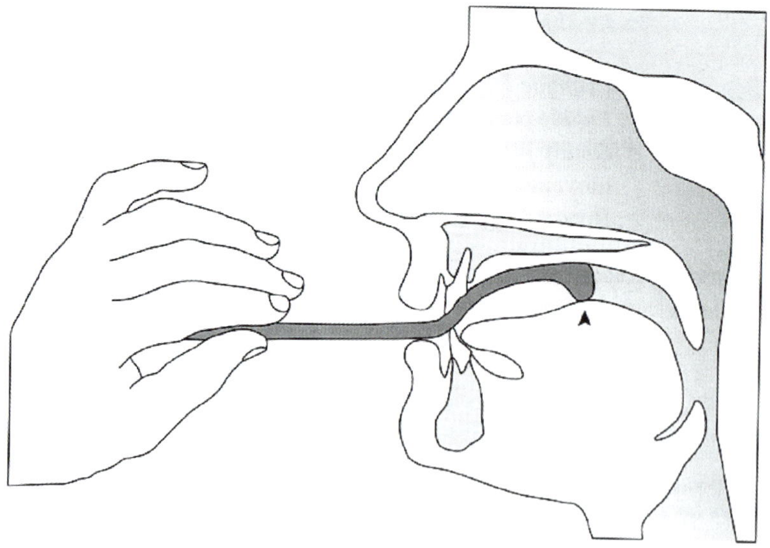

- Halten Sie den Löffel (Ora-Light-Löffel 4) wie in der Abbildung gezeigt.
- Heben Sie Ihren Zungenrücken, bis er das verdickte Ende des Löffels berührt. Halten Sie diese Position 5 oder ______ Sekunden, ruhen Sie dann aus.
- Führen Sie jeweils ______ Wiederholungen durch.

→ **ZIEL:** Verbesserung der Hebung des Zungenrückens

Anmerkungen zu „Ora-Light: Zungenrücken“

ZIEL
Verbesserte Elevation des Zungenrückens

VERFAHREN
☐ Beratung ☒ Restitution ☐ Kompensation ☐ Adaptation

WIRKUNGSWEISE
Durch Training und Lernen wird die sensomotorische Normalfunktion nach neurogener oder struktureller Störung wiederhergestellt.

INDIKATION
- verminderte Fähigkeit, den Zungenrücken gegen den Gaumen zu heben (orale Phase)

KONTRAINDIKATION
Schmerzen

WICHTIG
Bei Würgereiz kann zuerst an einer Position geübt werden, die der Patient toleriert.

VARIATIONSMÖGLICHKEIT
Mehr Kraft muss aufgewendet werden, wenn der Löffelstiel nach oben gedrückt wird.

KOMBINATIONSMÖGLICHKEITEN

BEMERKUNGEN
Weitere Übungen finden Sie im Handbuch des Herstellers. Die Therapielöffel können Sie beim englischen Hersteller www.kapitex.com bestellen oder bei Google unter dem Suchbegriff „Ora-Light“ einen lokalen Anbieter heraussuchen.

EIGENE NOTIZEN

28 Welle (Zungenhebung)

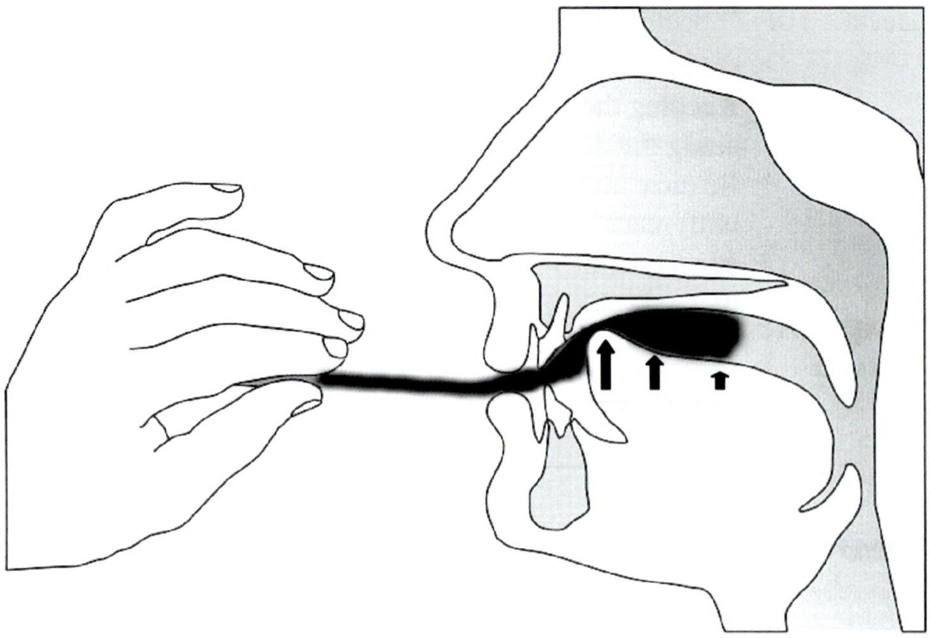

Modifizierte Darstellung nach Kapitex

- Tauchen Sie eine Gazerolle in Saft.
- Legen Sie die Gazerolle auf die Mitte der Zunge.
- Versuchen Sie, den Saft aus der Rolle zu pressen, indem Sie zuerst die Zungenspitze heben, dann das Zungenblatt heben und anschließend den Zungenrücken gegen den Gaumen drücken.

→ **ZIEL:** Verbesserung der Hebung des gesamten Zungenkörpers

Anmerkungen zu „Welle (Zungenhebung)“

ZIEL
Effektiver anterior-posterior Transport des schluckfertigen Bolus

VERFAHREN
☐ Beratung ☒ Restitution ☐ Kompensation ☐ Adaptation

WIRKUNGSWEISE
Durch Training und Lernen wird die sensomotorische Normalfunktion nach neurogener oder struktureller Störung wiederhergestellt.

INDIKATION
- eingeschränkte Zungenbeweglichkeit Richtung Gaumen
- Residuen im Mundraum
- Coating am Gaumen

KONTRAINDIKATION
Schmerzen

WICHTIG
Diese Übung soll nur durchgeführt werden, wenn keine Aspirationsgefahr bei Flüssigkeiten besteht.

VARIATIONSMÖGLICHKEIT
Die Gaze kann in Fruchtsaft, Kaffee oder Tee getaucht werden. Dicke der Gazerolle der Elevationsfähigkeit der Zunge anpassen: dick bei geringer Elevation – dünn bei guter Elevation.

KOMBINATIONSMÖGLICHKEITEN

BEMERKUNGEN

EIGENE NOTIZEN

29 Zungenbasis rückwärts stoßen

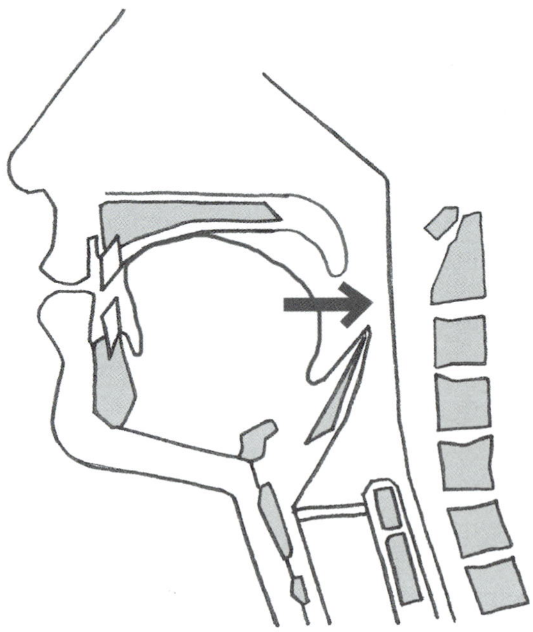

- Stoßen Sie die Zungenbasis so weit wie möglich nach hinten, als ob Sie gurgeln würden.
  Halten Sie diese Position während ________ Sekunden. Entspannen.

- Stoßen Sie die Zungenbasis so weit wie möglich nach hinten, als ob Sie gähnen würden.
  Halten Sie diese Position während ________ Sekunden. Entspannen.

- Wiederholen Sie diese Übungen 5 oder ________ x.

  Trainieren Sie 2 oder ________ x täglich.

→ **ZIEL:** Verbesserung der Zungenbasisstoßbewegung

Anmerkungen zu „Zungenbasis rückwarts stoßen“

ZIEL
Verbesserung der Retraktion der Zungenbasis

VERFAHREN
☐ Beratung ☒ Restitution ☐ Kompensation ☐ Adaptation

WIRKUNGSWEISE
Durch Training und Lernen wird die sensomotorische Normalfunktion nach neurogener oder struktureller Störung wiederhergestellt.

INDIKATION
- reduzierte Zungenbasisretraktion

KONTRAINDIKATION
Schmerzen

WICHTIG
Für wirkungsvolles Üben ist eine sehr gute Selbstkontrolle nötig. Ansonsten besser Zungenspitze mit Gaze festhalten und Zunge gegen den Widerstand der Finger nach hinten ziehen.

VARIATIONSMÖGLICHKEIT

KOMBINATIONSMÖGLICHKEITEN

BEMERKUNGEN
Eine kraftvolle Zungenbasisretraktion bewirkt eine wirkungsvolle Schubkraft auf den Bolus und hat Einfluss auf die Öffnung des oberen Ösophagussphinkters.

EIGENE NOTIZEN

30 Modifiziertes Valsalva-Manöver

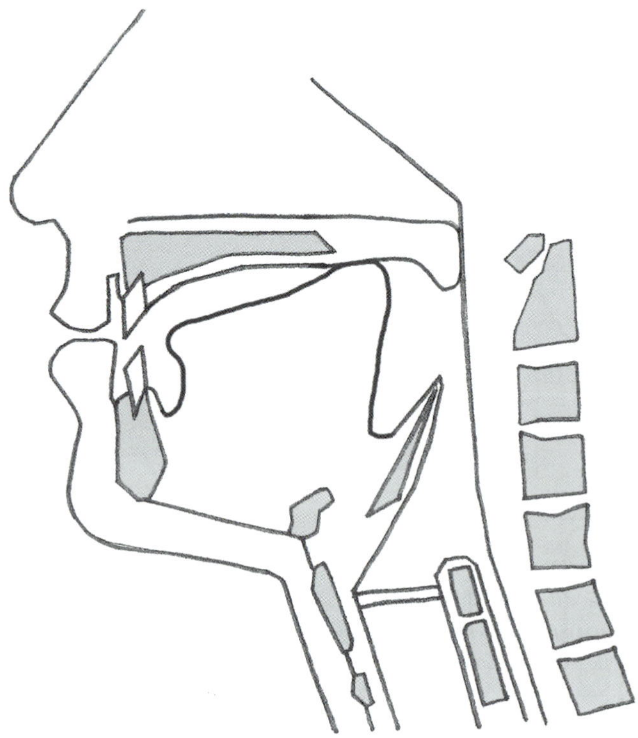

- Atmen Sie tief ein.
- Nehmen Sie mit der Zunge die Position ein, als ob Sie ein „K“ sprechen wollten.
- Halten Sie die K-Position so lange und so kräftig wie möglich.

→ **ZIEL:** Verbesserung der Kraft der oberen Schlundschnürer

Anmerkungen zu „Modifiziertes Valsalva-Manöver“

ZIEL
Kräftigung der oberen Pharynxkonstriktoren

VERFAHREN
☐ Beratung ☒ Restitution ☐ Kompensation ☐ Adaptation

WIRKUNGSWEISE
Durch Training und Lernen wird die sensomotorische Normalfunktion nach neurogener oder struktureller Störung wiederhergestellt.

INDIKATION
- mangelhafter pharyngealer Bolustransport
- Residuen und Coating im Pharynx

KONTRAINDIKATION
Schmerzen

WICHTIG
Bei Menschen mit Herzproblemen oder Bluthochdruck ist auf eine moderate Durchführung zu achten.

VARIATIONSMÖGLICHKEIT
Es können auch einsilbige Wörter mit „K“ im Anlaut oder die Silbe „hok“ verwendet werden.

KOMBINATIONSMÖGLICHKEITEN

BEMERKUNGEN
Die pharyngeale Muskelkontraktion ist bei korrekter Ausführung dieser Übung deutlich stärker als beispielsweise bei Saugübungen.
Die Übung kann auch zum Training des velopharyngealen Verschlusses verwendet werden.
Noch effizienter lässt sich mit einem EMST, einem Expiratory Muscle Strength Trainer, arbeiten, da damit sowohl Pharynx, Mundschluss und Ausatemmuskulatur gekräftigt werden.

EIGENE NOTIZEN

31 Kehlkopfhebung

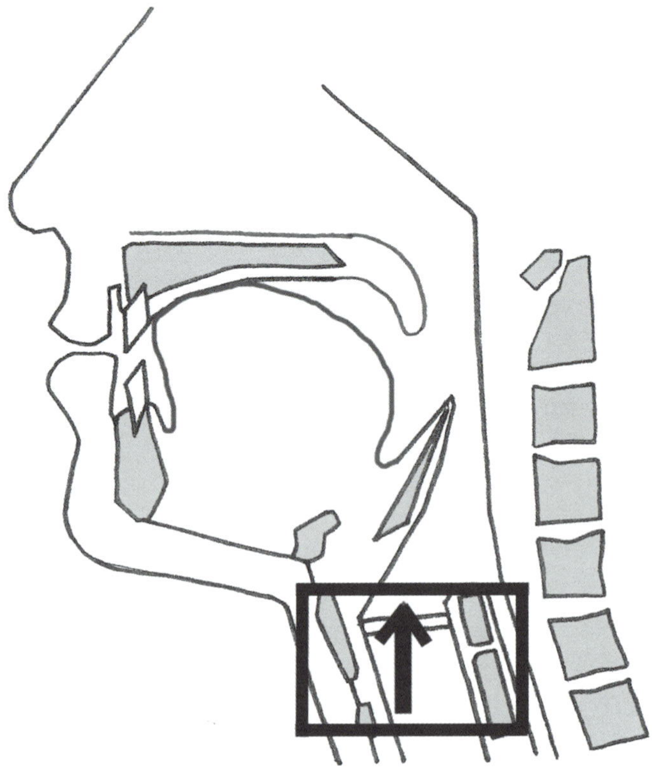

- Schleifen Sie singend einen Ton in die Höhe. Gehen Sie dabei mit Ihrer Stimme so hoch hinauf wie möglich:

  la

  Nehmen Sie gleichzeitig die Bewegung Ihres Kehlkopfes wahr!

- Singen Sie eine Tonleiter aufwärts (so hoch Sie können).

  la la la la la ...

→ **ZIEL:** Verbesserung der Anhebung des Kehlkopfes und Kräftigung der oberen Schlundschnürer

Anmerkungen zu „Kehlkopfhebung“

ZIEL
Kräftige und rasche Larynxelevation während der pharyngealen Phase

VERFAHREN
☐ Beratung ☒ Restitution ☐ Kompensation ☐ Adaptation

WIRKUNGSWEISE
Durch Training und Lernen wird die sensomotorische Normalfunktion nach neurogener oder struktureller Störung wiederhergestellt.

INDIKATION
- eingeschränkte Larynxelevation
- eingeschränkte Kontraktion der Schlundschnürer/Rachenmuskulatur
- Präventivmaßnahme vor und während Radiotherapie

KONTRAINDIKATION
Eventuell kann eine Kanüle die Larynxelevation beeinträchtigen.

WICHTIG
Unbedingt auf lockere Hebung achten!

VARIATIONSMÖGLICHKEIT

KOMBINATIONSMÖGLICHKEITEN
Mendelsohn-Manöver

BEMERKUNGEN
Das Singen hoher Töne (Falsettstimme) bewirkt zugleich eine Kontraktion der oberen Rachenmuskulatur.

EIGENE NOTIZEN

32 Widerstand gegen Kehlkopfmuskulatur

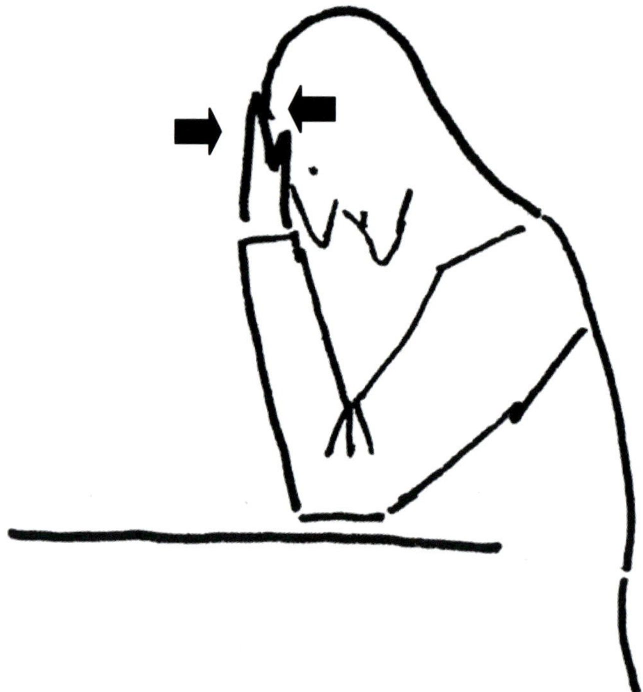

- Setzen Sie sich an einen Tisch. Stellen Sie beide Ellbogen auf die Tischplatte, die Oberarme sind nach oben gerichtet.
- Legen Sie die Stirn in beide Handflächen und drücken Sie mit der Stirn dagegen.
- Halten Sie die Spannung ______ Sekunden, dann entspannen.
- Führen Sie jeweils ______ Wiederholungen durch.
- Trainieren Sie ______ x täglich.

→ **ZIEL:** Verbesserung der Kraft zur Anhebung des Kehlkopfes

Anmerkungen zu „Widerstand gegen Kehlkopfmuskulatur“

ZIEL
Kräftigung der suprahyoidalen Muskulatur

VERFAHREN
☐ Beratung ☒ Restitution ☐ Kompensation ☐ Adaptation

WIRKUNGSWEISE
Durch Training und Lernen wird die sensomotorische Normalfunktion nach neurogener oder struktureller Störung wiederhergestellt. Widerstand vergrößert die Rückmeldung der Muskelafferenzen, aktiviert dadurch mehr Motoneurone und erhöht so die Kontraktionsfähigkeit des Muskels.

INDIKATION
- schwache, ungenügende laryngeale Hebung
- intra- oder postdeglutitive Aspiration
- ungenügende Öffnung des oberen Ösophagussphinkters

KONTRAINDIKATION
Schmerzen

WICHTIG
Unbedingt auf eine entspannte Haltung der Schultern achten! Atemanhalten sollte vermieden werden.

VARIATIONSMÖGLICHKEIT
Falls sich der Patient nicht selbst Widerstand leisten kann, soll er das Kinn auf die Brust legen und versuchen, den Kopf gegen die Widerstand leistende Hand der Therapeutin (auf dem Scheitel) zu heben. Oder die Hand der Therapeutin liegt unter dem Kinn und der Patient versucht, seinen Kopf gegen Widerstand zu senken.

KOMBINATIONSMÖGLICHKEITEN
Mendelsohn-Manöver

BEMERKUNGEN

EIGENE NOTIZEN

33 Stimmlippen I

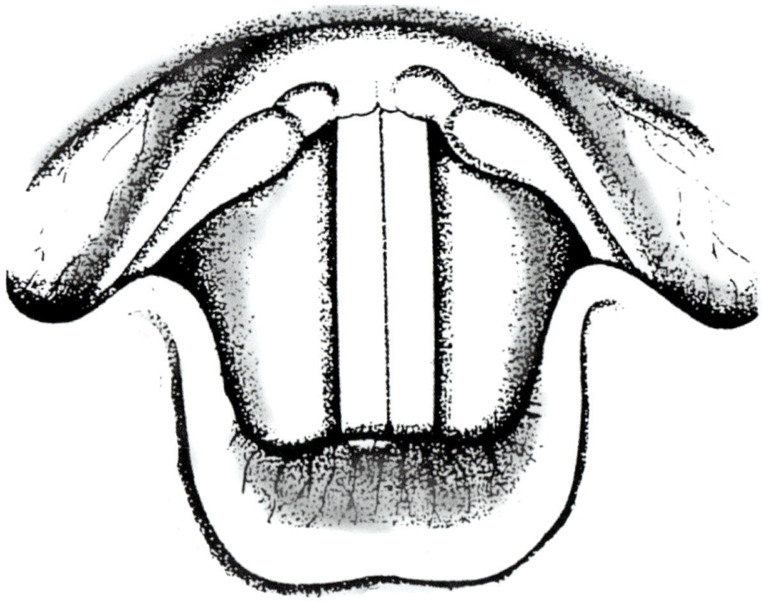

Modifikation nach Wirth

- Pressen Sie die Handflächen vor der Brust zusammen und singen Sie ein hohes, kurzes „Pi".
- Werfen Sie einen Tennisball mit Kraft gegen die Wand und begleiten Sie den Wurf mit „topp".
- Ziehen Sie die eingehakten Finger kraftvoll auseinander, während Sie mit der Stimme „klapp klapp" singen (die zweite Silbe soll höher als die erste gesungen werden).

„klapp"

„klapp"

→ **ZIEL:** Verbesserung des Stimmlippenschlusses

Anmerkungen zu „Stimmlippen I“

ZIEL
Kräftiger Glottisschluss während der pharyngealen Phase zur Verhinderung von intradeglutitiver Aspiration

VERFAHREN
☐ Beratung ☒ Restitution ☐ Kompensation ☐ Adaptation

WIRKUNGSWEISE
Kräftigung der gesunden, erhaltenen Stimmlippe, damit diese die Mittellinie überschreiten kann und so einen Glottisschluss mit der entfernten oder paretischen Seite erreicht. Stärkung einer eventuell vorhandenen Hypofunktion.

INDIKATION
- inkompletter Glottisschluss
- Rekurrensparese
- Fehlen einer Stimmlippe
- intradeglutitive Aspiration

KONTRAINDIKATION
Herzprobleme oder hoher Blutdruck

WICHTIG
Vor Beginn von Stimmübungen unbedingt phoniatrisches Gutachten einholen.

VARIATIONSMÖGLICHKEIT
Die Stimmübung zuerst mit Körperunterstützung, dann bei gleichbleibender Qualität ohne Körperbewegung durchführen.

KOMBINATIONSMÖGLICHKEITEN
Als Vorübung zu Supraglottisschluck

BEMERKUNGEN

EIGENE NOTIZEN

34 Stimmlippen II

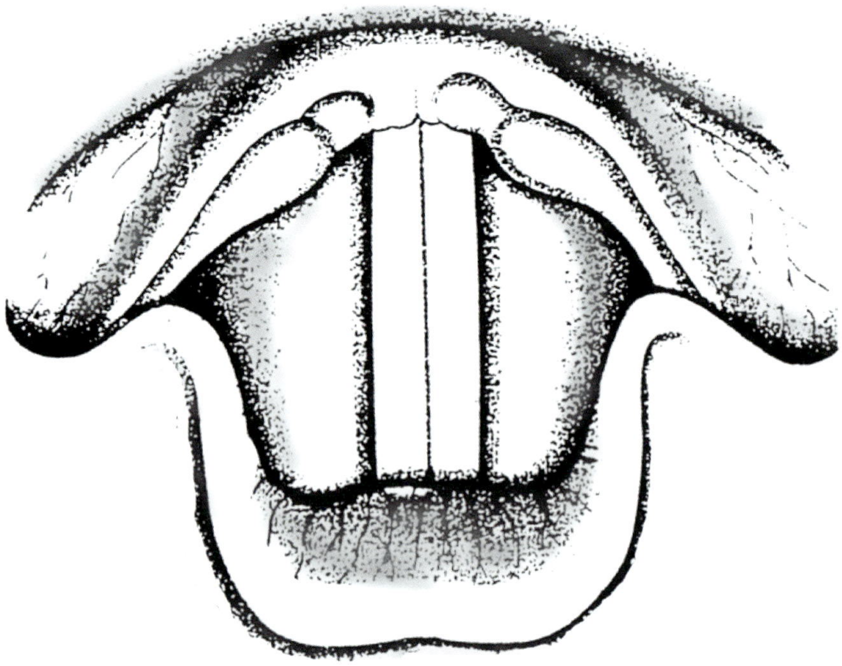

Modifikation nach Wirth

- Einatmen. Stützen Sie beide Hände seitlich auf die Stuhlkante und halten Sie _______ Sekunden den Atem an. Entspannen und ausatmen. Wiederholen Sie diese Übung 3x.

- Einatmen. Stützen Sie die rechte Hand seitlich auf die Stuhlkante und sprechen Sie _______ Sekunden aaaa_______.
  Entspannen und mit der linken Hand wiederholen.
  Wiederholen Sie diese Übung _______ x.

→ **ZIEL:** Verbesserung der Kraft der Stimmlippen und Taschenfalten

Anmerkungen zu „Stimmlippen II“

ZIEL
Effizienter Glottisschluss während der pharyngealen Phase

VERFAHREN
☐ Beratung ☒ Restitution ☐ Kompensation ☐ Adaptation

WIRKUNGSWEISE
Durch Erhöhung des Oberkörpertonus erfolgt ein kräftigerer Schluss der Glottis.

INDIKATION
- intradeglutitive Aspiration
- inkompletter Glottisschluss

KONTRAINDIKATION
Schmerzen

WICHTIG
Während der Übung darauf achten, dass die Schultern nicht hochgezogen werden, was Hochatmung begünstigt.

VARIATIONSMÖGLICHKEIT
Anstelle von Druck auf die Stuhlfläche kann auch Druck in die Handflächen, die horizontal vor dem Oberkörper gehalten werden, gegeben werden; oder die Hände umfassen die Stuhlkante und ziehen während der Übung das Gesäß in den Stuhl. Falls die Armaktivität eingeschränkt ist, kann erhöhter Tonus aufgebaut werden, indem die Therapeutin Widerstand an der Stirn oder an den Schultern setzt.

KOMBINATIONSMÖGLICHKEITEN
Supraglottisschluck

BEMERKUNGEN
Eventuell erweitern durch Atemübungen

EIGENE NOTIZEN

35 Stimmlippenschluss durch Kopfdrehung

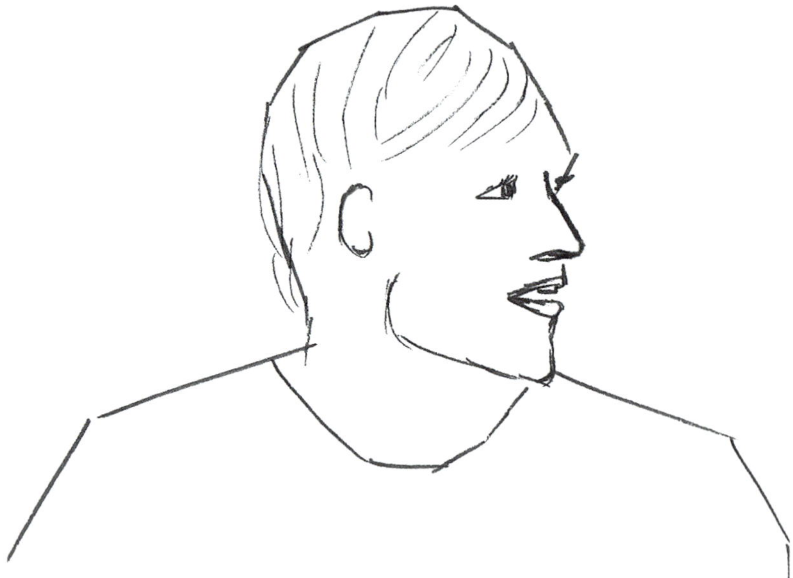

- Drehen Sie den Kopf auf die ______ Seite; dadurch wird die unbewegliche Stimmlippe gedehnt.
- Sprechen Sie nun ein langes „O“ _____ . Der Ton sollte klar und nicht mehr heiser klingen.

→ **ZIEL:** Verbesserung des Stimmlippenschlusses

Anmerkungen zu „Stimmlippenschluss durch Kopfdrehung“

ZIEL
Kompletter Glottisschluss während der pharyngealen Phase

VERFAHREN
☐ Beratung ☐ Restitution ☒ Kompensation ☐ Adaptation

WIRKUNGSWEISE
Die Kopfdrehung bewirkt eine Lageveränderung und mögliche Dehnung der Stimmlippen, dadurch wird ein kompletter Glottisschluss erreicht.

INDIKATION
- inkompletter Glottisschluss
- einseitige Rekurrensparese oder einseitige Chordektomie

KONTRAINDIKATION
Die Kopfdrehung zur gesunden Seite nicht einsetzen, wenn oberhalb der Glottis andere Strukturen entfernt wurden.

WICHTIG
Auf dem Übungsblatt des Patienten unbedingt die Seite, nach der er den Kopf drehen soll, eintragen (Kopfdrehung zur gesunden Seite!). In gewissen Fällen phoniert der Patient jedoch besser, wenn der Kopf zur kranken Seite gedreht wird!

VARIATIONSMÖGLICHKEIT

KOMBINATIONSMÖGLICHKEITEN
Supraglottisschluck

BEMERKUNGEN
Die Kopfdrehung bewirkt eine Verkleinerung des Sinus piriformes auf der Seite, nach der der Kopf gedreht wird.

EIGENE NOTIZEN

36 Ventilton

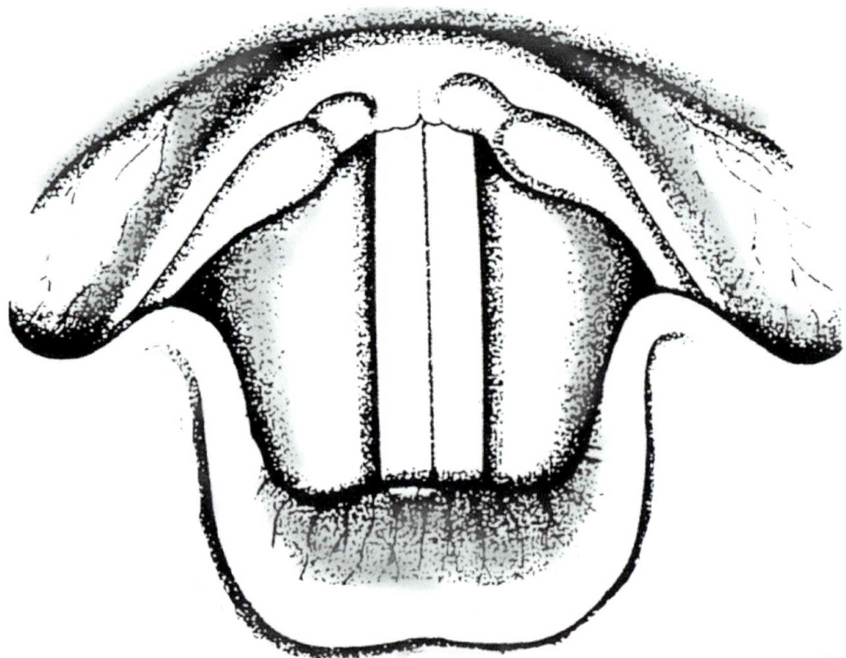

Modifikation nach Wirth

- Atmen Sie ein und halten Sie den Atem ______ Sekunden an.
- Die Stimmlippen sind beim Atemanhalten geschlossen!
- Sprengen Sie die Stimmlippen mit einem leisen „Klick“.

→ **ZIEL:** Verbesserung des Stimmlippenschlusses

Anmerkungen zu „Ventilton“

ZIEL
Bewusstmachen eines vollständigen Glottisschlusses

VERFAHREN
☐ Beratung ☒ Restitution ☐ Kompensation ☐ Adaptation

WIRKUNGSWEISE
Der Patient erhält über die „Klick“-Rückmeldung eine sichere Einschätzung über seinen Glottisschluss.

INDIKATION
- intradeglutitive Aspiration
- Teilchordektomie
- Rekurrensparese

KONTRAINDIKATION
Ungenügende Sauerstoffsättigung

WICHTIG
Diese Übung gilt als Vorübung für den Supraglottisschluck.

VARIATIONSMÖGLICHKEIT
Mit der Zeit können mehrere Ventiltöne hintereinander oder mit erhöhtem Tempo produziert werden.

KOMBINATIONSMÖGLICHKEITEN
Supraglottisschluck

BEMERKUNGEN
Patienten nach Hemilaryngektomie oder einseitiger totaler Chordektomie können in der ersten Zeit noch keinen Ventilton produzieren.

EIGENE NOTIZEN

37A Shaker-Übung

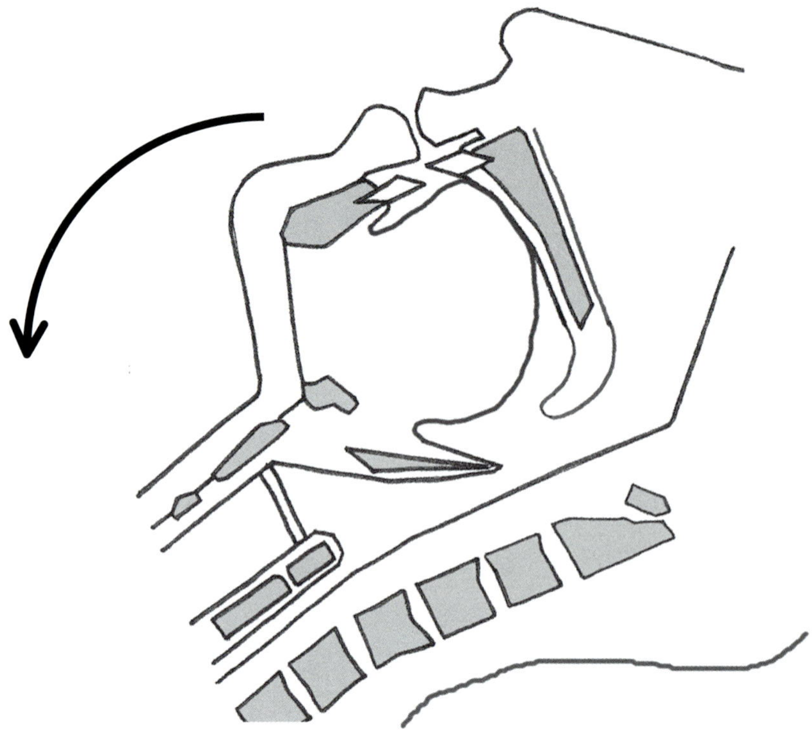

- Legen Sie sich auf den Rücken.
- Heben Sie den Kopf ______ Sekunden gegen die Brust, sodass Sie Ihre Füße sehen können.
  Machen Sie eine Minute Pause.
  Wiederholen Sie diese Übung ______ x.
- Anschließend heben und senken Sie den Kopf ______ x hintereinander.
- Üben Sie ______ x täglich.

→ **ZIEL:** Verbesserung der Kehlkopfhebung und der Öffnung des oberen Speiseröhrensphinkters

Anmerkungen zu „Shaker-Übung“

ZIEL

Kräftigung der suprahyoidalen Muskeln und damit eine verbesserte Larynxhebung und eine verbesserte Öffnung des oberen Ösophagussphinkters

VERFAHREN

☐ Beratung ☒ Restitution ☐ Kompensation ☐ Adaptation

WIRKUNGSWEISE

Relaxation und Nachgiebigkeit des M. cricopharyngeus werden verbessert, das Aufziehen des oberen Speiseröhrensphinkters wird verbessert.

INDIKATION

- mangelhafte Öffnung des oberen Ösophagussphinkters

KONTRAINDIKATION

Schmerzen

WICHTIG

Das Training sollte mit weniger Wiederholungen und kürzerer Hebedauer begonnen werden, um Muskelkater zu vermeiden! Zu schnelles Kopfheben kann Schwindel verursachen!

VARIATIONSMÖGLICHKEIT

Die Übung kann mit etwas weniger Kraftaufwand im Sitzen gemacht werden. Dazu setzt sich der Patient in einen Lehnsessel und hebt den Kopf vom Kopfteil in Richtung Jugulum. Der Schwierigkeitsgrad kann durch ein Absenken des Lehnsessels erhöht werden.

KOMBINATIONSMÖGLICHKEITEN

Mendelsohn-Manöver

BEMERKUNGEN

Shaker hat seine Probanden folgende Intervention durchführen lassen: 3x je eine Minute Kopf heben, anschließend 30 rasche Wiederholungen, jeweils 3x täglich. Diese Übung sollte täglich für mindestens sechs Wochen durchgeführt werden, denn Shaker konnte in einer Studie mit Placebo-Gruppe nachweisen, dass sich die Shaker-Übung nach sechs Wochen positiv auf die Larynxelevation und die Öffnung des Sphinkters auswirkt (Shaker et al., 1997).

EIGENE NOTIZEN

37B CTAR oder Kinn runter gegen Widerstand

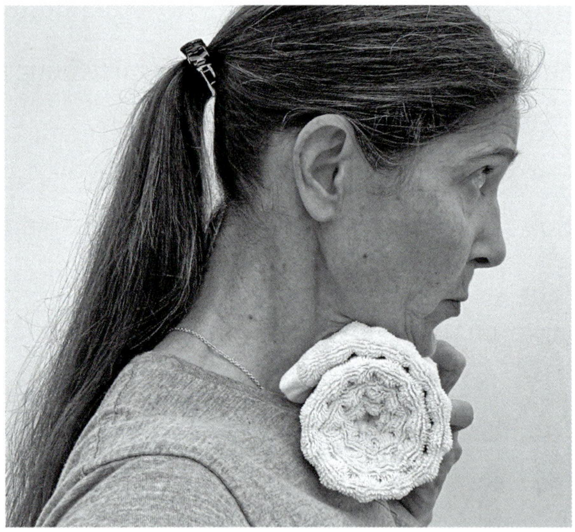

Führen Sie die folgenden Aufgaben durch mit:

- ☐ einem Ballon unter dem Kinn
- ☐ einem Tennisball unter dem Kinn
- ☐ einer Handtuchrolle unter dem Kinn

- Halten Sie Ballon, Tennisball oder Handtuchrolle mit der Hand fest.
- Drücken Sie mit dem Kinn in den Gegenstand, indem Sie den Druck langsam und stetig steigern.
- Halten Sie den Druck jeweils für 10 Sekunden.

Führen Sie jeweils ________ Wiederholungen durch.

Trainieren Sie ________ x täglich.

Variante:
Geben Sie leichten Widerstand mit Ihren eigenen Daumen am Unterkiefer, sodass das Absenken des Kiefers in Richtung des Brustbeines anstrengend ist.

→ **ZIEL:** Verbesserung der Kehlkopfhebung und der Öffnung des oberen Speiseröhrensphinkters

Anmerkungen zu „CTAR oder Kinn runter gegen Widerstand“

ZIEL
Kräftigung der suprahyoidalen Muskeln und damit eine verbesserte Larynxhebung und eine verbesserte Öffnung des oberen Ösophagussphinkters

VERFAHREN
☐ Beratung ☒ Restitution ☐ Kompensation ☐ Adaptation

WIRKUNGSWEISE
CTAR-Übungen oder Chin tuck against resistance aktiviert und stärkt die gleichen Muskeln wie die gut erforschte Shaker-Übung.

INDIKATION
- bei eingeschränkter Öffnung des oberen Ösophagussphinkters

KONTRAINDIKATION
Vorsicht bei Halswirbelsäulenbeschwerden

WICHTIG
Die Durchführung sollte ein regelmäßiges Weiteratmen (auch bei liegender Kanüle) ermöglichen und keine Schmerzen bei der Halswirbelsäulenbewegung auslösen.

VARIATIONSMÖGLICHKEIT und KOMBINATIONSMÖGLICHKEITEN
Absenken des Kinns gegen die eigene Hand oder gegen die Hand der Therapeutin. Der Widerstand kann gewählt werden, dass a) keine Kinnabsenkung (statischer Widerstand) oder b) eine langsame Kinnabsenkung (dynamischer Widerstand) möglich ist.

BEMERKUNGEN
Das regelmäßige, eigenständige Training von CTAR wird meist gut durchgehalten. Im Vergleich dazu ist die Compliance für die Shaker-Übung im Liegen etwas schlechter.

EIGENE NOTIZEN

38 Kräftiges Schlucken

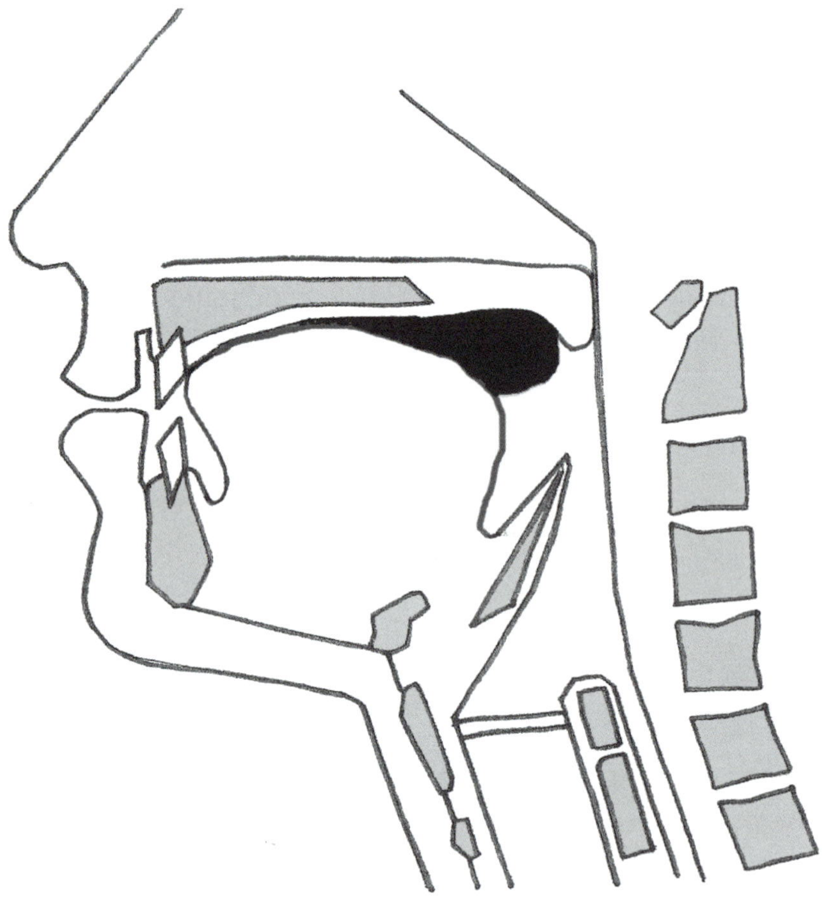

- Versuchen Sie beim Schlucken Ihre Mund- und Rachenmuskulatur sehr, sehr kräftig einzusetzen und hart zu schlucken!

→ **ZIEL:** Verbesserung der Kraft der Zungenbasis, der Schlundschnürer und der Strukturen, die die unteren Atemwege schützen

Anmerkungen zu „Kräftiges Schlucken“

ZIEL
Verstärkte Retraktion der Zungenbasis und Druckaufbau durch pharyngeale Muskulatur und damit verbesserter pharyngealer Bolustransport

VERFAHREN
☐ Beratung ☒ Restitution ☒ Kompensation ☐ Adaptation

Restituierend mit Speichel und kompensatorisch mit allen Konsistenzen, die bildgebend als sicher eingestuft wurden

WIRKUNGSWEISE
Der größere Kraftaufwand bewirkt eine verstärkte Retraktion der Zungenbasis und höheren Druckaufbau pharyngeal. Durch das willkürliche Einwirken in die unwillkürliche pharyngeale Phase verbessern sich meist auch die Schutzmechanismen gegen Penetration und Aspiration, was eine größere Schubkraft auf den Bolus bewirkt.

INDIKATION
- Residuen in den Valleculae und Sinus piriformes
- eingeschränkte Zungenbasisretraktion
- eingeschränkte pharyngeale Kontraktion

KONTRAINDIKATION
Aspiration

WICHTIG
Es soll auf Lockerheit in Oberkörper, Schultern und Armen geachtet werden!

VARIATIONSMÖGLICHKEIT

KOMBINATIONSMÖGLICHKEITEN
Haltungsmodifikation oder andere Manöver. Vor allem eine Kombination mit Kinnabsenken empfiehlt sich, da diese Haltung einen Kontakt zwischen Zungenbasis und Rachenhinterwand begünstigt.

BEMERKUNGEN
Die verstärkte Zungenschubkraft hat möglicherweise einen positiven Effekt auf die Öffnung des oberen Ösophagussphinkters! Dieses Schluckmanöver wird häufig „Effortful Swallow“ genannt.

EIGENE NOTIZEN

39 Supraglottisches Schlucken

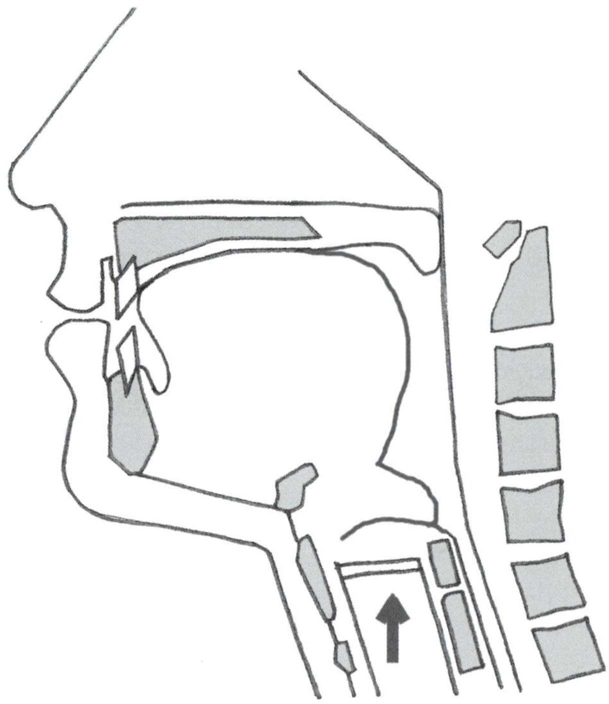

- Legen Sie ______________________ in den Mund.
- Senken Sie das Kinn etwas gegen die Brust.
- Atmen Sie durch die Nase ein.
- Halten Sie die Luft fest an! Falls nötig, Tracheostoma verschließen oder stützen.
- Schlucken Sie, indem Sie die Luft immer noch anhalten.
- Husten Sie sofort nach dem Schlucken.
- Schlucken Sie leer nach.

→ **ZIEL:** Vermeiden von Verschlucken, Penetration und Aspiration

Anmerkungen zu „Supraglottisches Schlucken"

ZIEL
Willkürlicher Glottisschluss, Schutz der Atemfunktion

VERFAHREN
☐ Beratung ☐ Restitution ☒ Kompensation ☐ Adaptation

WIRKUNGSWEISE
Der willkürliche Glottisschluss schützt vor prä- oder intradeglutitiver Aspiration und das unmittelbar folgende Husten verhindert das postdeglutitive Aspirieren von eventuell penetriertem Material.

INDIKATION
- prä- oder intradeglutitive Aspiration (z. B. bei Teillaryngektomie)
- mangelhafter laryngealer Verschluss
- Delay

KONTRAINDIKATION
Eingeschränkte Kooperationsbereitschaft und eingeschränkte kognitive Leistungsfähigkeit

WICHTIG
Zwischen Schlucken und Husten darf der Patient keinen Atemzug einlegen! Hochatmung ist zu vermeiden! Ebenso soll die Einatmung in normaler Tiefe erfolgen und nicht in übertriebener Weise! Die Therapeutin schreibt in die Lücke der Kopiervorlage die Art und die Menge der am einfachsten zu schluckenden Konsistenz.

VARIATIONSMÖGLICHKEIT
Nach dem leeren Schlucken wiederum abhusten.

KOMBINATIONSMÖGLICHKEITEN
Haltungsmodifikation

BEMERKUNGEN
Atemstopp soll durch Glottisschluss und nicht durch eine Kontraktion der kostalen Muskulatur erreicht werden. Dazu kann folgende Vorübung eingesetzt werden: Der Patient atmet ein und spricht „aaaah". Er unterbricht die Phonation, indem er den Atem anhält (Kontrolle kann durch starken Druck auf den Oberkörper erfolgen).

EIGENE NOTIZEN

40 Super-supraglottisches Schlucken

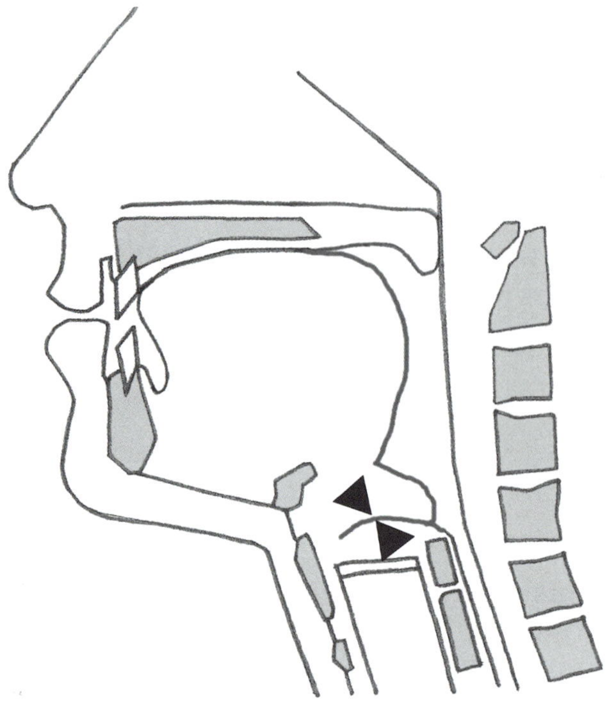

- Legen Sie ______________________________ in den Mund und senken Sie das Kinn gegen die Brust.
- Atmen Sie durch die Nase ein.
- Halten Sie den Atem sehr fest an.
- Schlucken Sie hart.
- Husten Sie sofort nach dem Schlucken.
- Schlucken Sie leer.

→ **ZIEL:** Vermeiden von Verschlucken, Penetration und Aspiration

Anmerkungen zu „Super-supraglottisches Schlucken“

ZIEL
Willkürlicher Verschluss des Luftweges bereits auf Höhe des Kehlkopfeinganges

VERFAHREN
☐ Beratung ☐ Restitution ☒ Kompensation ☐ Adaptation

WIRKUNGSWEISE
Durch das gepresste Atemanhalten kippen die Aryknorpel gegen die laryngeale Seite der Epiglottis oder, falls diese reseziert wurde, gegen die Zungenbasis. Die Taschenfalten legen sich aneinander.

INDIKATION
- prä- und intradeglutitive Aspiration (z. B. nach supraglottischer Laryngektomie)
- Delay
- eingeschränkter Verschluss des Larynxeinganges

KONTRAINDIKATION
Mangelhafte Kooperationsbereitschaft oder mangelnde kognitive Fähigkeiten

WICHTIG
Unbedingt erst mit Speichel üben! Lücke auf der Kopiervorlage den Fähigkeiten des Patienten angepasst ausfüllen!
Übermäßiger Krafteinsatz erschwert meist das Auslösen des Schluckaktes.

VARIATIONSMÖGLICHKEIT
Chin tuck (Kinn gegen die Brust) unterstützt den Verschluss des Kehlkopfeinganges, vermindert jedoch gegebenenfalls die Öffnungsweite des Speiseröhrensphinkters.

KOMBINATIONSMÖGLICHKEITEN
Krafteinsatz der oberen Extremitäten (Pressen unterstützen durch Stoßen gegen die Sitzfläche oder Ziehen an den Stuhlkanten)

BEMERKUNGEN
Ursprünglich ist in der Technik kein Husten vorgesehen, hier jedoch sicherheitshalber in der Anleitung für die Patienten enthalten.

EIGENE NOTIZEN

41 Mendelsohn-Manöver

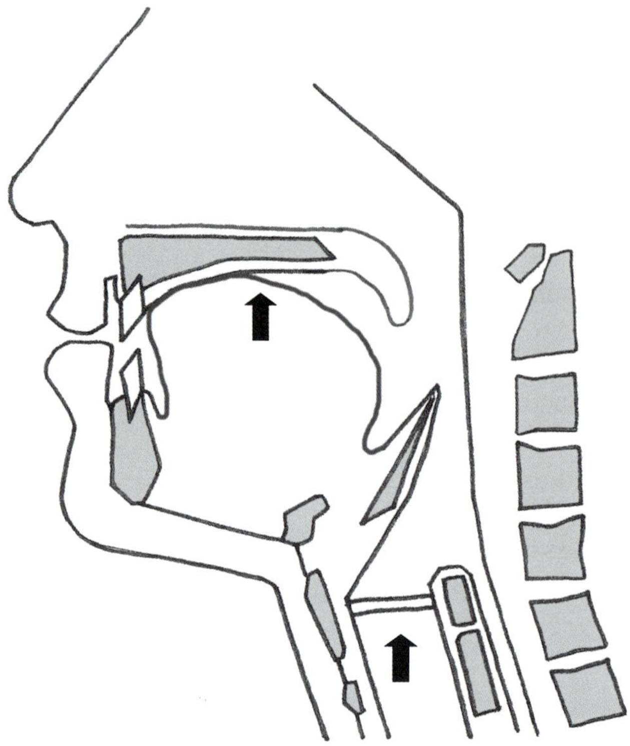

- Versuchen Sie beim Schlucken den Kehlkopf einige Sekunden oben zu behalten.
- Drücken Sie dazu nach dem Auslösen des Schluckens Ihren Zungenrücken ______ Sekunden länger gegen den Gaumen.

→ **ZIEL:** Verbesserung des Bolustransportes durch den Rachen

Anmerkungen zu „Mendelsohn-Manöver“

ZIEL
Verlängerung und Verstärkung der pharyngealen Phase

VERFAHREN
☐ Beratung ☒ Restitution ☒ Kompensation ☐ Adaptation

WIRKUNGSWEISE
Neuere Arbeiten zeigten auf, dass sich nicht wie ursprünglich angenommen die Öffnungsdauer des oberen Ösophagussphinkters verlängert, sondern dass sich folgende Aktionen signifikant verlängern: Hyoidauslenkung nach vorne-oben, velopharyngealer Verschluss, Epiglottisumlegung, Verschluss des Kehlkopfeinganges und der Stimmlippen.

INDIKATION
- verminderte Zungenschubkraft, z. B. nach Zungenbasisresektion
- reduzierte Larynxelevation
- reduzierte Öffnung des oberen Ösophagussphinkters
- intra- oder postdeglutitive Aspiration
- Residuen der Valleculae und der Sinus piriformes

KONTRAINDIKATION
Mangelhafte Kooperationsbereitschaft oder mangelhafte kognitive Fähigkeiten

WICHTIG
Kompensatorisch nur einsetzen, wenn eine Hebung des Hyoid- und Larynxkomplexes möglich ist! Bei Frozen-Larynx-Patienten nach Radiotherapie ausschließlich restituierend verwenden.

VARIATIONSMÖGLICHKEIT
Die Larynxelevation kann über verlängertes Sprechen von „K“ ertastet und erlernt werden, häufig werden EMG-Biofeedback-Verfahren zum Erlernen der Larynxelevation eingesetzt (Oberflächenelektroden produzieren visuelles Feedback).

KOMBINATIONSMÖGLICHKEITEN
Supraglottisches Schlucken, restituierende Übungen zur Kehlkopfelevation

BEMERKUNGEN
Die Übung ist benannt nach dem Erfinder Dr. Mendelsohn, der dieses Manöver 1989 erforscht hat.

EIGENE NOTIZEN

42 Masako-Manöver

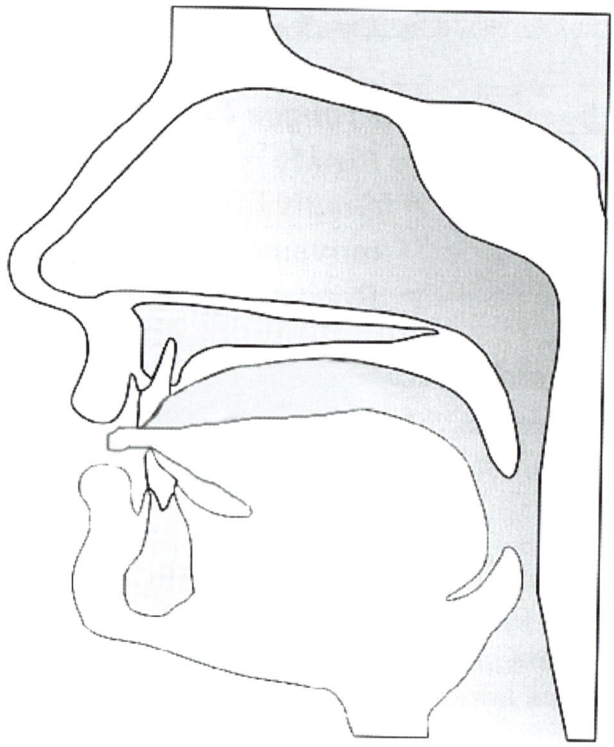

Modifizierte Darstellung nach Kapitex

- Halten Sie die Zunge mit den Lippen oder den Zähnen vorne fest.
- Schlucken Sie, ohne die Zunge loszulassen:

  A) Speichel

  B) Bei Mundtrockenheit Wasser in Kleinstmengen beispielsweise mit Wasserspray oder Pipette anbieten.

! Wichtig:
Wenden Sie diese Technik niemals beim Essen oder Trinken an!

→ **ZIEL:** Verbesserung der Kraft der oberen Schlundschnürer

Anmerkungen zu „Masako-Manöver“

ZIEL
Kraftvolle Zungenbasisretraktion während des Schluckaktes

VERFAHREN
☐ Beratung ☒ Restitution ☐ Kompensation ☐ Adaptation

WIRKUNGSWEISE
Die festgehaltene Zungenspitze bewirkt eine verstärkte Retraktion der Zungenbasis und ruft zugleich eine Vorwölbung der Rachenhinterwand hervor.

INDIKATION
- bei ungenügender Zungenbasisretraktion
- bei Nahrungsmittelresten im Hypopharynx (v. a. in den Valleculae)

KONTRAINDIKATION
Schmerzen

WICHTIG
Die Zunge darf während des Schluckaktes nicht nach vorne stoßen (tongue thrust)! Keinesfalls mit Getränken oder Nahrung trainieren, da die Aspirationsgefahr durch das Manöver vergrößert wird!

VARIATIONSMÖGLICHKEIT
Die Zungenspitze kann mit Kraft gegen den oberen Alveolarkamm gestoßen werden.
Bei Mundtrockenheit kann der Patient den Mund mit Wasser spülen, das Wasser vollständig ausspucken und danach Masako durchführen.

KOMBINATIONSMÖGLICHKEITEN
Andere Schluckmanöver

BEMERKUNGEN
Masako Fujiu et al. (1995, 1996) wiesen in verschiedenen Studien nach, dass sich die Vorwölbung der Rachenhinterwand durch dieses Manöver verbessert!

EIGENE NOTIZEN

___

___

___

43 Supraglottische Kipptechnik

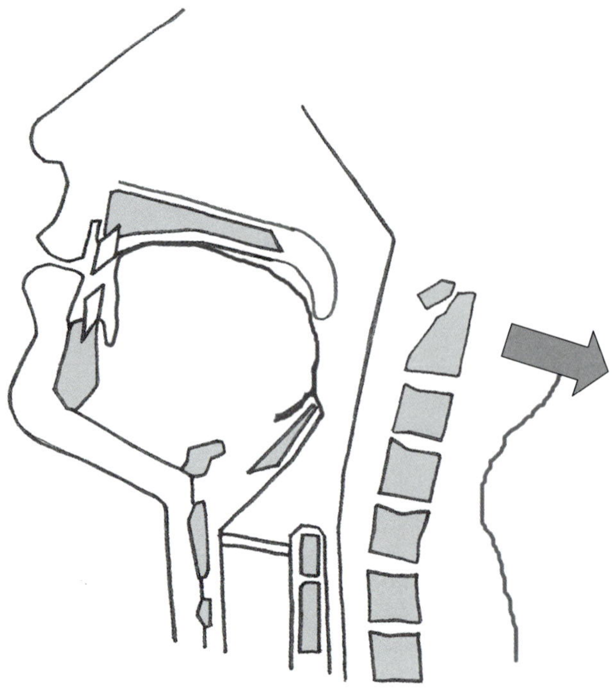

- Nehmen Sie ______________________________ in den Mund.
- Atmen Sie durch die Nase ein und halten Sie dann den Atem fest an.
- Kippen Sie den Kopf schnell nach hinten, sodass die Flüssigkeit in den Rachen fließt.
- Schlucken Sie mehrmals, bis der Rachen leer ist.
- Husten Sie kräftig unmittelbar nach dem letzten Schluck.
- Schlucken Sie leer nach.

→ **ZIEL:** Kompensation bei oraler Transportstörung

Anmerkungen zu „Supraglottische Kipptechnik“

ZIEL
Umgehung einer schwer gestörten oralen Phase

VERFAHREN
☐ Beratung ☐ Restitution ☒ Kompensation ☐ Adaptation

WIRKUNGSWEISE
Durch das schnelle Kopfkippen wird der Bolus in den Pharynx gefüllt, welcher durch kontinuierliches Schlucken entleert wird. Während des ganzen Manövers wird die Glottis durch willkürliches Atemanhalten geschlossen gehalten.

INDIKATION
- schwere orale Transportprobleme, z. B. Zungenteilresektion
- Aspirationsrisiko

KONTRAINDIKATION
Mangelhafte Kooperationsbereitschaft und mangelhafte kognitive Fähigkeiten

WICHTIG
Mittels Videofluoroskopie sollte abgeklärt werden, ob der Patient kleine Mengen (1–3 ml) ohne zu aspirieren schlucken kann, bevor zu großen Mengen (10 ml) übergegangen wird. Diese Technik funktioniert nur mit Flüssigkeit!

VARIATIONSMÖGLICHKEIT
Es soll die Flüssigkeitsmenge (3–10 ml) geschluckt werden, die der Patient am einfachsten handhaben kann.
Anstelle eines Kippmanövers kann auch eine Spritze mit verlängerter Spitze angepasst und verwendet werden.

KOMBINATIONSMÖGLICHKEITEN

BEMERKUNGEN
Gelegentlich wird auch bei Gesunden beim Trinken aus einem Glas oder einer Flasche beobachtet, dass sie den Pharynx mit Flüssigkeit füllen und so lange den Atem anhalten, bis alle Flüssigkeit weggeschluckt ist.

EIGENE NOTIZEN

44 Eis-Stimulation der Gaumenbögen

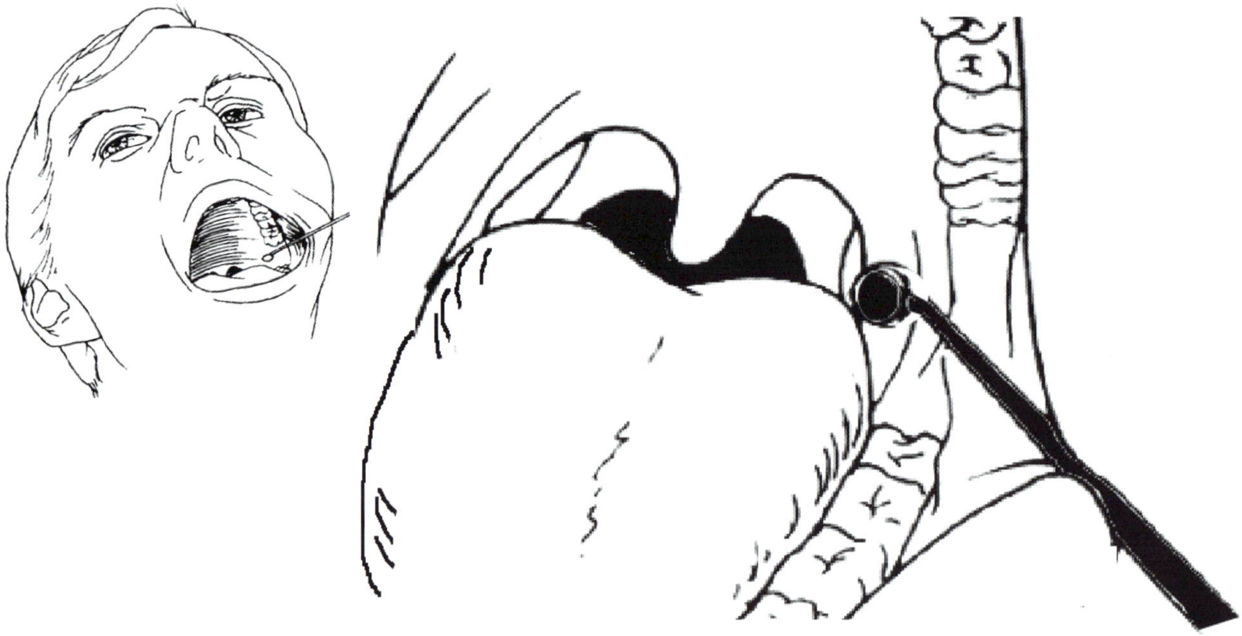

Modifizierte Darstellung nach Logemann, 1987

- Streichen Sie mit sanftem Druck einen gekühlten Larynxspiegel 3–5x (rechts und links) rasch von oben nach unten über die vorderen Gaumenbögen.
- Versuchen Sie anschließend zu schlucken.
- Wiederholen Sie diesen Vorgang 5–10x.
- Trainieren Sie 3–4x täglich.

→ **ZIEL:** Stimulation zur Auslösung der pharyngealen Phase

Anmerkungen zu „Eis-Stimulation der Gaumenbögen“

ZIEL

Stimulation zur Triggerung der autonomen pharyngealen Phase

VERFAHREN

☐ Beratung ☒ Restitution (Stimulationstechnik) ☐ Kompensation ☐ Adaptation

WIRKUNGSWEISE

Kurzzeiteisbehandlung bewirkt eine Steigerung der Gamma- und Alpha-Motoneuronenaktivität und erhöht den Muskeltonus. Die Eis-Stimulation bewirkt also keine direkte Reflexauslösung, sondern senkt die Reflexauslöseschwelle.

INDIKATION

- Delay der pharyngealen Phase

KONTRAINDIKATION

Aspirationsverdacht, Überempfindlichkeit auf Kältereize

WICHTIG

Bei Aspirationsverdacht nur mit gekühltem, trockenem Larynxspiegel stimulieren – keinesfalls mit gefrorenen Watteträgern! Denn das aufgetaute Eiswasser kann möglicherweise aspiriert werden.

VARIATIONSMÖGLICHKEIT

Die Stimulation kann mit in Eiswasser gekühltem Larynxspiegel (Größe 00), Eisstäbchen oder mit Wasser getränkten, gefrorenen Watteträgern durchgeführt werden.

KOMBINATIONSMÖGLICHKEITEN

Unbedingt im Anschluss an die Stimulation: Schlucken von Nahrungsmitteln oder Speichel

BEMERKUNGEN

Andere Autoren empfehlen das Streichen von unten nach oben!
Diverse Forschungsarbeiten zeigen heterogene Resultate auf: von keiner Wirkung bis hin zu einer signifikanten Verbesserung der Auslösung der pharyngealen Phase.

EIGENE NOTIZEN

45 Kinn nach unten neigen

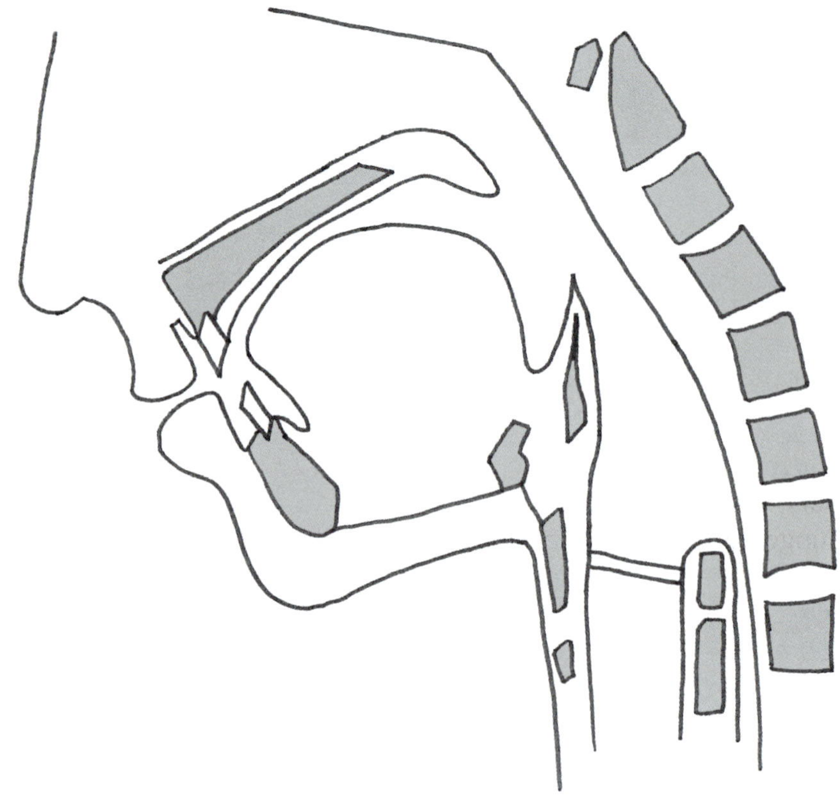

- Setzen Sie sich gerade hin, sodass die Halswirbelsäule aufgerichtet ist.
- Neigen Sie während des Schluckens das Kinn bequem in Richtung der Brust. Der Blick wird dadurch auf die Tischfläche gerichtet.
- Dadurch verkleinert sich die Gefahr, dass Sie sich verschlucken.

→ **ZIEL:** Prävention von Verschlucken, Penetration oder Aspiration

Anmerkungen zu „Kinn nach unten neigen“

ZIEL
Aspirationsprophylaxe

VERFAHREN
☐ Beratung ☐ Restitution ☒ Kompensation ☐ Adaptation

WIRKUNGSWEISE
Durch Haltungsänderung wird ein vorzeitiges Abgleiten von Bolusteilen in den Pharynx verhindert, der Kehlkopfeingang wird geschützt, die aufgespannten Valleculae bilden ein Auffangbecken und die Zungenbasis wird näher an der Rachenhinterwand positioniert, die Epiglottisneigung wird verstärkt.

INDIKATION
- Leaking (ungenügende orale Boluskontrolle)
- prä-, intra- und postdeglutitive Aspiration
- Delay der pharyngealen Phase
- reduzierte Zungenretraktionsfähigkeit

KONTRAINDIKATION
Schwache pharyngeale Kontraktionsfähigkeit

WICHTIG
Leigh et al. (2015) wiesen nach, dass die Tiefe der Kinnabsenkung einen Einfluss auf die Schluckphysiologie habe. Während ein leichtes Absenken meist die Vallecülär-Räume vergrößert, kann ein tiefes Absenken zwar den Schutz der unteren Atemwege und die Rückbewegung der Zungenbasis verbessern, aber möglicherweise die Öffnung des oberen Speiseröhrensphinkters verschlechtern (bildgebende Kontrolle ist empfehlenswert).

VARIATIONSMÖGLICHKEIT
Der Grad der Kopfneigung muss je nach Ursache der Störung variiert werden.

KOMBINATIONSMÖGLICHKEITEN
Schluckmanöver, Kopfdrehung, adaptierende Maßnahmen

BEMERKUNGEN

EIGENE NOTIZEN

46 Kopf nach hinten neigen

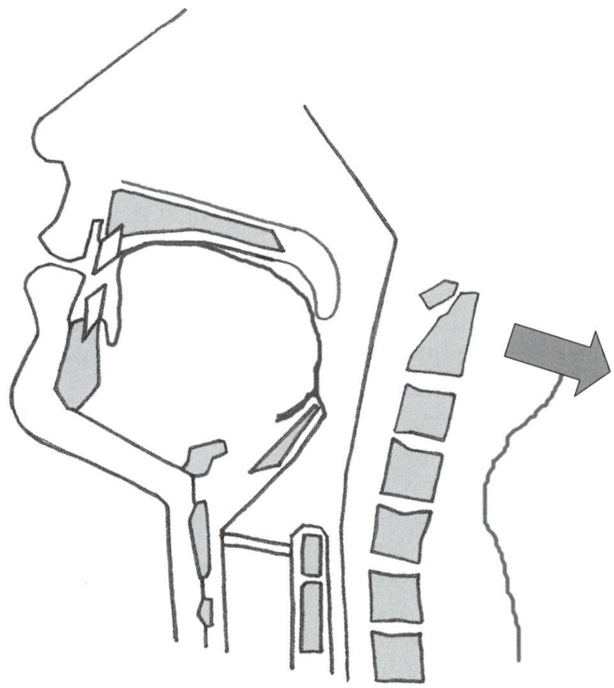

- Neigen Sie zum Schlucken den Kopf nach hinten.
- Dadurch können Sie die Schwerkraft ausnützen, um die Nahrung nach hinten zu transportieren.

→ **ZIEL:** Kompensation bei oralen Transportschwierigkeiten

Anmerkungen zu „Kopf nach hinten neigen“

ZIEL
Oraler Bolustransport

VERFAHREN
☐ Beratung ☐ Restitution ☒ Kompensation ☐ Adaptation

WIRKUNGSWEISE
Durch Schwerkraft wird die Nahrung in den Pharynx geleitet.

INDIKATION
- Störungen des oralen Bolustransportes, z. B. nach Zungenteilresektion
- nasale Penetration, z. B. nach Gaumenresektion

KONTRAINDIKATION
Aspiration! Bei pharyngealen Störungen nur in Kombination mit anderen Maßnahmen (z. B. Supraglottisschluck)

WICHTIG
Die Kopfextension erschwert durch Überdehnung die Elevation des Larynx. Gleichzeitig wird der Ruhetonus des oberen Ösophagussphinkters erhöht.

VARIATIONSMÖGLICHKEIT
Supraglottische Kipptechnik

KOMBINATIONSMÖGLICHKEITEN
Bei gestörter oraler Boluskontrolle kann der Kopf während der Vorbereitungsphase nach vorne abgesenkt werden und erst vor der Triggerung der pharyngealen Phase wird der Kopf nach hinten gelegt.

BEMERKUNGEN
Falls das Kopfkippen nicht funktioniert, bieten ein Glossektomie-Löffel, sehr flache Babylöffel, Spatel oder chinesische Essstäbchen weitere Möglichkeiten, eine schwer beeinträchtigte orale Transportphase zu kompensieren.

EIGENE NOTIZEN

47 Kopfdrehung zur kranken Seite

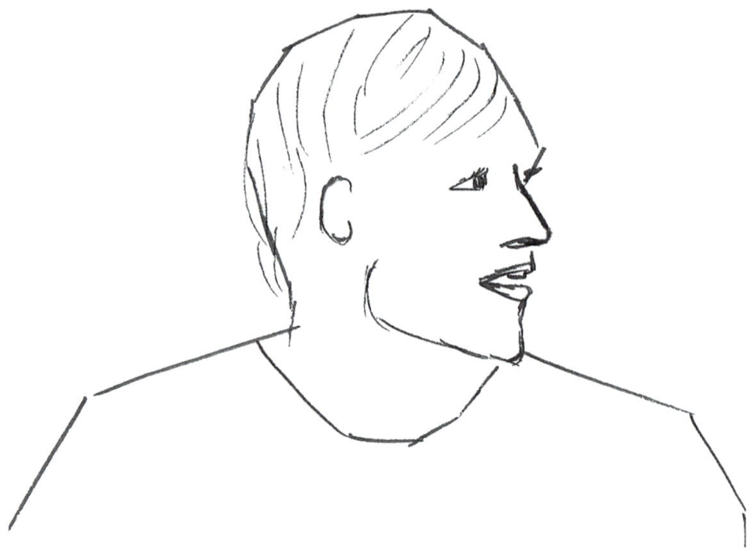

- Drehen Sie vor dem Schlucken den Kopf nach ____________ .
- Halten Sie während des Schluckens den Kopf in dieser Position.
- Durch die Kopfdrehung wird die Nahrung über Ihre gesunde Seite gelenkt.

→ **ZIEL:** Verbesserung des Bolustransportes durch den Rachen

Anmerkungen zu „Kopfdrehung zur kranken Seite“

ZIEL
Vermeiden von einseitigen Residuen im Sinus piriformis, Ermöglichen eines kompletten Glottisschlusses

VERFAHREN
☐ Beratung ☐ Restitution ☒ Kompensation ☐ Adaptation

WIRKUNGSWEISE
Das Drehen des Kopfes nach links verschließt den Sinus piriformis der linken Seite und die Drehung des Kopfes nach rechts den Sinus piriformis der rechten Seite. Die Kompression durch die Kopfdrehung verengt häufig auch den Kehlkopfeingang und verbessert so den Schutz der unteren Atemwege. Das Manöver kann gelegentlich auch die Öffnung des oberen Sphinkters verbessern.

INDIKATION
- pharyngeale Hemiparesen
- einseitige pharyngeale Sensibilitätsstörungen
- einseitige Stimmlippenlähmungen

KONTRAINDIKATION
Halswirbelsäulen-Befund

WICHTIG
Bei einseitiger Stimmlippenlähmung führt gelegentlich die Drehung zur gesunden Seite zu einem besseren Resultat! Entscheidend ist in diesem Fall die Stimmprobe. Die Therapeutin trägt die entsprechende Richtung (rechts oder links) auf der Kopiervorlage ein.

VARIATIONSMÖGLICHKEIT

KOMBINATIONSMÖGLICHKEITEN
Kinn absenken (z. B. bei einseitiger Stimmlippenlähmung und Teillaryngektomie) oder Supraglottische Kipptechnik (z. B. bei Zungenfunktionsstörung und einseitiger pharyngealer Funktionsstörung)

BEMERKUNGEN
Häufig werden die Patienten nach einer gewissen Zeit etwas nachlässig beim Kopfdrehen – unbedingt überprüfen, ob sicheres Schlucken so möglich ist!
Tsukamoto (2000) publizierte CT-Bilder, die die Wirkung dieser Technik auf den Hypopharynx (v. a. Einengung des Sinus piriformis) illustrieren.

EIGENE NOTIZEN

48 Kopfdrehung nach rechts oder links

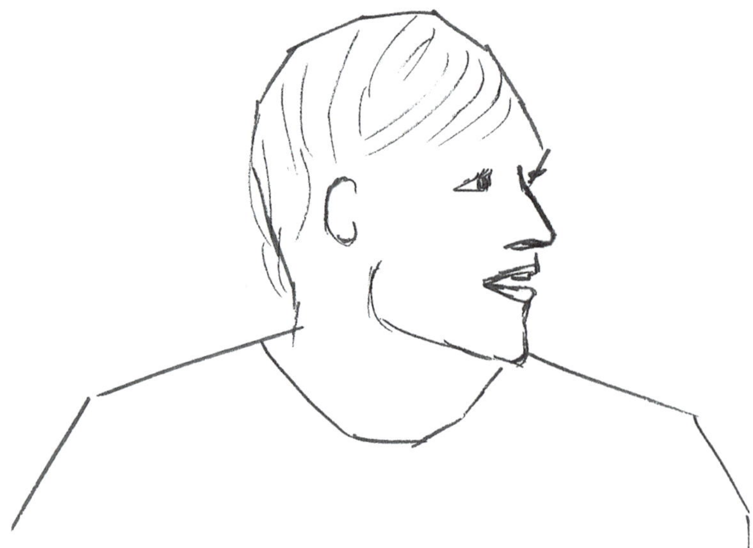

- Drehen Sie, unmittelbar bevor Sie schlucken, den Kopf um ________Grad zur Seite.
- Dadurch wird die Öffnung in die Speiseröhre größer.

→ **ZIEL:** Verbesserung des Stimmlippenschlusses und/oder der Öffnung des oberen Speiseröhrensphinkters

Anmerkungen zu „Kopfdrehung nach rechts oder links“

ZIEL
Aufdehnung des oberen Ösophagussphinkters

VERFAHREN
☐ Beratung ☐ Restitution ☒ Kompensation ☐ Adaptation

WIRKUNGSWEISE
Durch die Kopfrotation von 45–90 Grad wird der Ringknorpel von der Rachenhinterwand weggezogen. Es wird eine Tonussenkung des oberen Ösophagussphinkters erreicht.

INDIKATION
- Öffnungsstörungen des oberen Ösophagussphinkters

KONTRAINDIKATION
Halswirbelsäulen-Befund

WICHTIG
Bei zusätzlichen Problemen darf nicht beliebig Kopfdrehung nach rechts oder nach links eingesetzt werden!

VARIATIONSMÖGLICHKEIT
Je stärker die Kopfdrehung, desto größer der Effekt auf den Tonus des Sphinkters.
Gelegentlich hat ein Kinnvorschieben (über eine hohe Mauer gucken) die gleiche Wirkung.

KOMBINATIONSMÖGLICHKEITEN
Mendelsohn-Manöver

BEMERKUNGEN

EIGENE NOTIZEN

49 Seitwärtsneigung des Kopfes

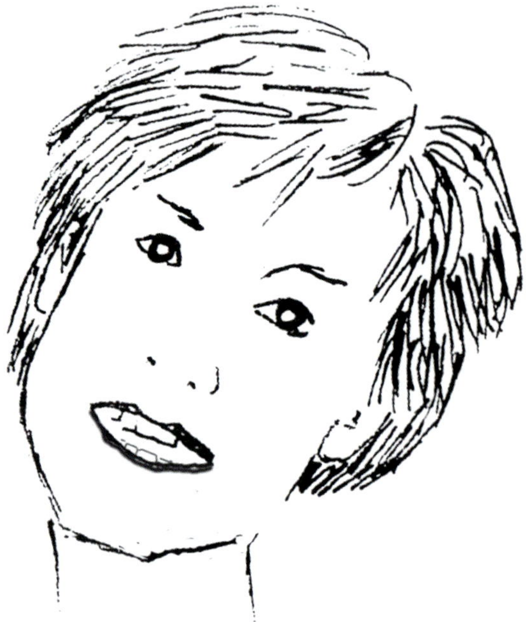

- Neigen Sie den Kopf nach ____________, bevor Sie Nahrung in den Mund nehmen.
- Halten Sie während des Kauens und Schluckens den Kopf in dieser Position.
- In dieser Position wird die Nahrung über Ihre gesunde Seite geleitet.

→ **ZIEL:** Kompensation bei einseitiger Transportschwierigkeit im Mundraum oder im Rachen

Anmerkungen zu „Seitwärtsneigung des Kopfes“

ZIEL
Effizienter einseitiger oraler und pharyngealer Transport

VERFAHREN
☐ Beratung ☐ Restitution ☒ Kompensation ☐ Adaptation

WIRKUNGSWEISE
Durch die Schwerkraft wird der Bolus oral und pharyngeal über die gesunde Seite (intakte Motorik und Sensibilität) geleitet.

INDIKATION
- einseitige Zungenlähmung oder Zungenteilresektion
- einseitige Lähmung der Pharynxmuskulatur oder einseitige Pharyngektomie

KONTRAINDIKATION
Halswirbelsäulen-Befund

WICHTIG
Unbedingt Kopf auf gesunde Seite neigen, dabei Schultern nicht hochziehen. Therapeutin füllt Lücke auf der Kopiervorlage patientengerecht aus.

VARIATIONSMÖGLICHKEIT

KOMBINATIONSMÖGLICHKEITEN
Verschiedene Schluckmanöver

BEMERKUNGEN

EIGENE NOTIZEN

50 Klare Flüssigkeiten IDDSI-Stufe 0

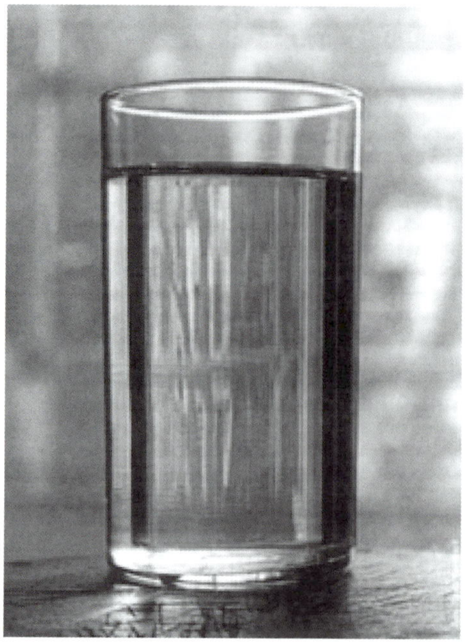

- Zurzeit dürfen Sie nur klare Flüssigkeiten zu sich nehmen wie Wasser oder Tee ohne Zucker!
- Erlaubte Menge: ______________________________

→ **ZIEL:** Ermöglichen von Schlucktraining trotz Aspirationsgefahr

Anmerkungen zu „Klare Flüssigkeiten IDSSI-Stufe 0“

ZIEL
Schlucktraining (direkte Therapie) bei gelegentlicher Aspiration

VERFAHREN
☐ Beratung ☐ Restitution ☐ Kompensation ☒ Adaptation

WIRKUNGSWEISE
Wasser oder Tee hat auf die Lunge geringe schädigende Wirkung, außerdem kann Flüssigkeit leichter abgehustet werden als klebende oder feste Speisen.

INDIKATION
- Beginn der Schlucktherapie mit geringgradigen Aspirationsepisoden

KONTRAINDIKATION
Ständige und hochgradige Aspiration, pulmonale Erkrankungen

WICHTIG
Vor Kostaufbau muss unbedingt aspirationsfreie Schluckfähigkeit nachgewiesen werden.

VARIATIONSMÖGLICHKEIT
Es kann abgekochtes Wasser, stilles Wasser oder ungesüßter Tee verwendet werden. Bei gutem Allgemeinzustand, kräftigem Hustenstoß und normalem Immunstatus kann auch Kaffee ohne Milch und Zucker oder mit Sirup gemischtes Wasser angeboten werden.

KOMBINATIONSMÖGLICHKEITEN
Schluckmanöver oder Haltungsänderung

BEMERKUNGEN
Als Flüssigkeit kommen in Frage: Wasser, abgekochtes Wasser oder Tee. Schädigend auf den pulmonalen Metabolismus wirken sich Nahrungsmittel mit hohem Säuregehalt oder hohem Fettanteil aus. Die Verträglichkeit von aspiriertem Material ist jedoch von Patient zu Patient sehr verschieden.

EIGENE NOTIZEN

51 Eingedickte Flüssigkeiten

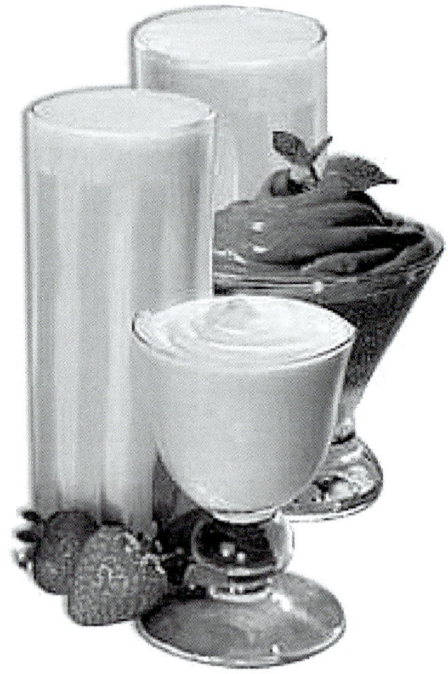

- Zurzeit dürfen Sie nur eingedickte Flüssigkeiten zu sich nehmen!
- Fügen Sie einem Deziliter (100 Milliliter) Flüssigkeit jeweils ________ Teelöffel Pulver zu.
- Erlaubte Trinkmenge: ____
- Die für Sie sicher und effizient zu schluckende Konsistenz entspricht IDDSI-Stufe

☐ 1 leicht dickflüssig
☐ 2 mäßig dickflüssig
☐ 3 stark dickflüssig

→ **ZIEL:** Verbesserung der Effizienz und der Sicherheit des Schluckaktes durch Modifikation von Getränken

Anmerkungen zu „Eingedickte Flüssigkeiten“

ZIEL
Aspirationsfreies Trinken

VERFAHREN
☐ Beratung ☐ Restitution ☐ Kompensation ☒ Adaptation

WIRKUNGSWEISE
Die mit einem Eindickpulver veränderten Flüssigkeiten weisen eine langsamere Fließeigenschaft auf und können auch bei eingeschränkter Schluckfähigkeit kontrolliert werden.

INDIKATION
- Aspiration von Flüssigkeit

KONTRAINDIKATION
Hochgradige Aspiration auch bei eingedickter Flüssigkeit

WICHTIG
Vor Kostaufbau muss unbedingt aspirationsfreie Schluckfähigkeit nachgewiesen werden.

VARIATIONSMÖGLICHKEIT
Mit der entsprechenden Menge des Eindickpulvers nach Angaben des Herstellers kann eine Flüssigkeit auf IDDSI-Konsistenz 1, 2 oder 3 eingedickt werden. Amylaseresistente Dickungsmittel, die bei Speichelkontakt nicht verflüssigen, sind von verschiedenen Herstellern erhältlich.
Das Pulver kann in kalten oder warmen Flüssigkeiten verwendet werden.

KOMBINATIONSMÖGLICHKEITEN
Haltungsmodifikation oder Schluckmanöver

BESCHREIBUNG
Die Internationale Dysphagie Diät Standardisierungs-Initiative IDDSI hat Flüssigkeiten und Speisen in standardisierte Koststufen eingeteilt. Unter www.iddsi.org finden sich Beschreibungen, Testkriterien und konkrete Vorschläge für die jeweiligen Stufen.
Flüssige Kost ist immer homogen und leicht bis stark dickflüssig.

BEMERKUNGEN
Der Patient muss genau informiert werden, wie viele Löffel Pulver er pro Deziliter einrühren muss! Unbedingt die Menge, die der Patient benötigt, auf der Kopiervorlage eintragen.

EIGENE NOTIZEN

____

____

____

52 Flüssignahrung

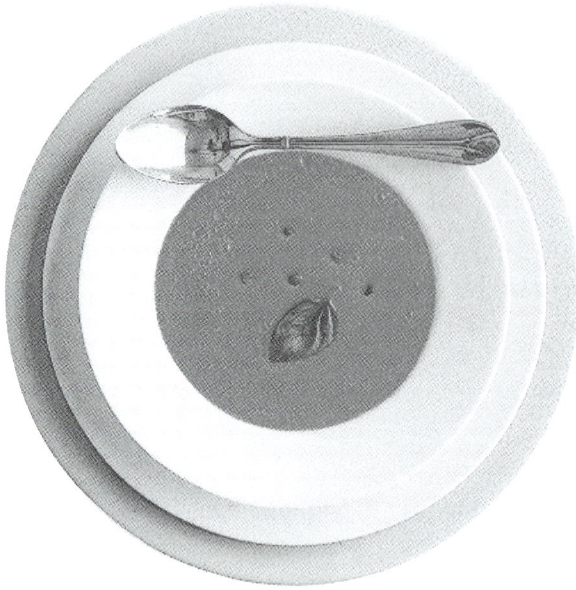

- Zurzeit dürfen Sie nur homogene, fein pürierte Flüssignahrung zu sich nehmen wie
  - Suppen
  - Gemüsesäfte, Fruchtsäfte
  - hochkalorische Trinknahrung

- Die Nahrung muss trinkbar sein.

- Die für Sie sicher und effizient zu schluckende Konsistenz entspricht IDDSI-Stufe

  ☐ 1 leicht dickflüssig
  ☐ 2 mäßig dickflüssig
  ☐ 3 stark dickflüssig

→ **ZIEL:** Verbesserung der Effizienz und der Sicherheit des Schluckaktes durch Modifikation von Nahrungsmitteln

Anmerkungen zu „Flüssignahrung“

ZIEL
Aspirationsfreies Schlucken

VERFAHREN
☐ Beratung ☐ Restitution ☐ Kompensation ☒ Adaptation

WIRKUNGSWEISE
Die flüssige Konsistenz braucht nicht gekaut zu werden, oraler Transport kann durch Kopfkippen erfolgen.

INDIKATION
- Kauprobleme aufgrund eingeschränkter Kieferbeweglichkeit oder Zungenbeweglichkeit
- unvollständig geöffneter oberer Ösophagussphinkter

KONTRAINDIKATION
Aspiration von Flüssigkeit

WICHTIG
Flüssige Nahrung kann unkontrolliert in den Pharynx gelangen und so zu prädeglutitiver Aspiration führen. Frucht- oder Gemüsesäfte können bei operierten oder bestrahlten Patienten gelegentlich ein unangenehmes Brennen in Mund oder Rachen verursachen.

VARIATIONSMÖGLICHKEIT

KOMBINATIONSMÖGLICHKEITEN
Schluckmanöver, Haltungsmodifikationen

BESCHREIBUNG
Die Internationale Dysphagie Diät Standardisierungs-Initiative IDDSI hat Flüssigkeiten und Speisen in standardisierte Koststufen eingeteilt. Unter www.iddsi.org finden sich Beschreibungen, Testkriterien und konkrete Vorschläge für die jeweiligen Stufen.
Flüssige Kost ist immer homogen und leicht bis stark dickflüssig.

BEMERKUNGEN
Bei flüssiger Kost ist schnell ein Sättigungsgefühl erreicht! Deshalb unbedingt Ernährungsberatung einbeziehen, damit eine ausreichende Energieversorgung gewährleistet ist.

EIGENE NOTIZEN

53 Turmix-Kost

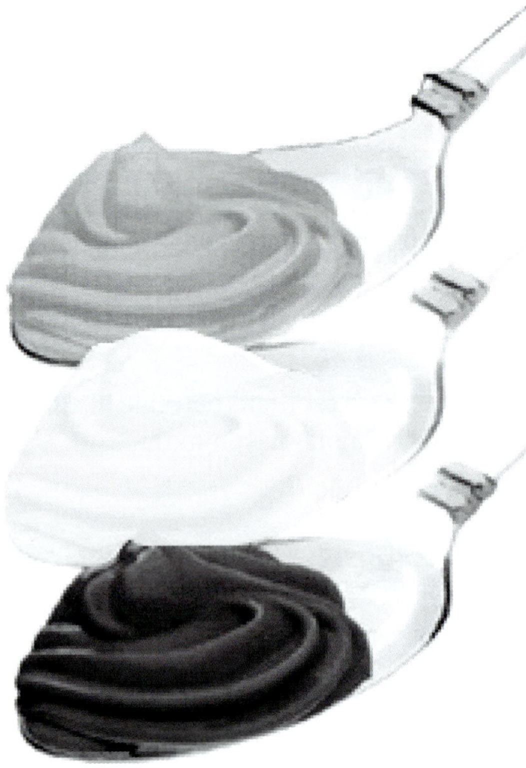

- Zurzeit dürfen Sie nur Turmix-Kost zu sich nehmen, da diese Konsistenz für Sie am einfachsten zu schlucken ist!

- Ihre Nahrung muss homogen sein (keine festen Anteile wie Gemüsestückchen oder keine flüssigen Anteile wie Sauce).

- Die für Sie sicher und effizient zu schluckende Konsistenz entspricht IDDSI-Stufe

  ☐ 3 stark dickflüssig
  ☐ 4 breiig/püriert

→ **ZIEL:** Verbesserung der Effizienz und der Sicherheit des Schluckaktes durch Modifikation von Nahrungsmitteln

Anmerkungen zu „Turmix-Kost“

ZIEL
Effizientes und aspirationsfreies Schlucken

VERFAHREN
☐ Beratung ☐ Restitution ☐ Kompensation ☒ Adaptation

WIRKUNGSWEISE
Turmix-Kost besitzt eine breiige Konsistenz und braucht deshalb nicht gekaut zu werden. Aufgrund der guten kohäsiven Eigenschaften ist Turmix-Kost einfacher zu kontrollieren als Flüssigkeiten, die eine schnellere Fließeigenschaft aufweisen.

INDIKATION
- eingeschränkte Kaufähigkeit
- eingeschränkte Boluskontrolle (während der oralen Vorbereitungsphase und der oralen Phase)
- reduzierte pharyngeale Kontraktion

KONTRAINDIKATION
Aspiration

WICHTIG
Vor Kostaufbau muss unbedingt aspirationsfreie Schluckfähigkeit nachgewiesen werden.

VARIATIONSMÖGLICHKEIT

KOMBINATIONSMÖGLICHKEITEN
Haltungsmodifikation, Schluckmanöver

BESCHREIBUNG
Die Internationale Dysphagie Diät Standardisierungs-Initiative IDDSI hat Flüssigkeiten und Speisen in standardisierte Koststufen eingeteilt. Unter www.iddsi.org finden sich Beschreibungen, Testkriterien und konkrete Vorschläge für die jeweiligen Stufen.
Turmix-Kost ist im Mixer püriert und absolut homogen, Konsistenz puddingartig oder stark dickflüssig.

BEMERKUNGEN
Diät in Zusammenarbeit mit Ernährungsberatung erstellen, um eine bedarfsdeckende Mahlzeit zu garantieren.

EIGENE NOTIZEN

54 Weiche Kost

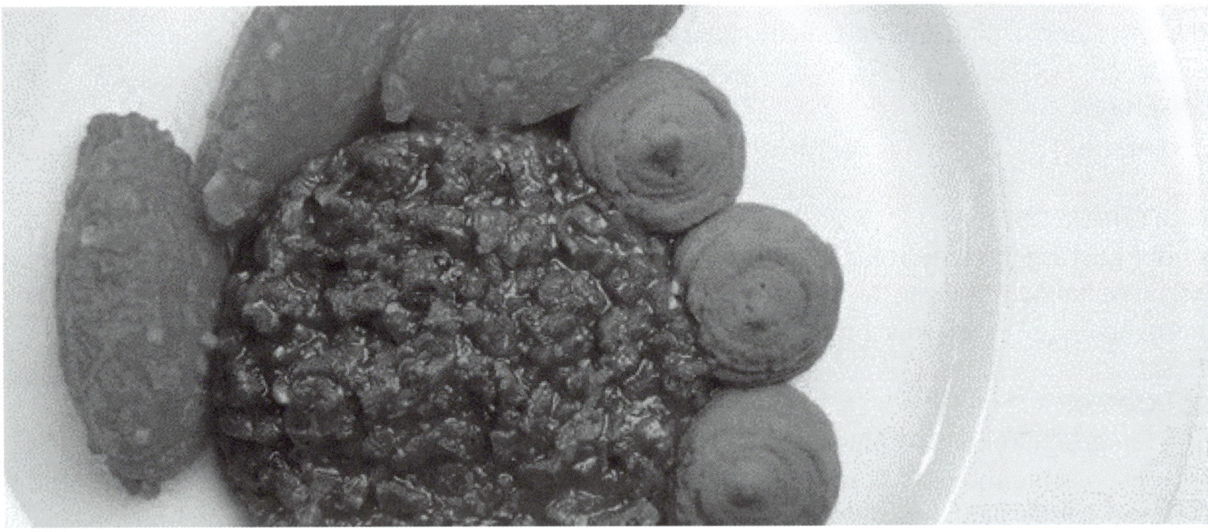

- Zurzeit dürfen Sie nur weiche Kost zu sich nehmen!
- Die Nahrung soll nach wenigen Kaubewegungen zu schlucken sein.
- Weiche und feuchte Nahrungsmittel brauchen weniger Kraftanstrengung und gleiten beim Kauen besser in den Magen als trockene und harte Nahrung.
- Die für Sie sicher und effizient zu schluckende Konsistenz entspricht IDDSI-Stufe

  ☐ 5 zerkleinert und durchfeuchtet
  (weich und feucht, keine tropfende Flüssigkeit, Stückchen maximal 4 mm groß)

  ☐ 6 weich und mundgerecht
  (weich und feucht, keine tropfende Flüssigkeit, Stückchen maximal 1, 5 cm groß)

→ **ZIEL:** Verbesserung der Effizienz und der Sicherheit des Schluckaktes durch Modifikation von Getränken

Anmerkungen zu „Weiche Kost“

ZIEL
Aspirationsfreies Schlucken

VERFAHREN

☐ Beratung ☐ Restitution ☐ Kompensation ☒ Adaptation

WIRKUNGSWEISE
Bei Nahrung mit hoher Viskosität ist die Boluskontrolle aufgrund der langsamen Fließgeschwindigkeit eher möglich als bei Flüssigkeiten.

INDIKATION

- mangelhafter laryngealer Verschluss
- eingeschränkte Kaufähigkeit, z. B. infolge fehlender Zähne

KONTRAINDIKATION
Aspiration

WICHTIG
Vor Kostaufbau muss unbedingt aspirationsfreie Schluckfähigkeit nachgewiesen werden.

VARIATIONSMÖGLICHKEIT

VARIATIONSMÖGLICHKEIT
Haltungsmodifikation, Schluckmanöver

BESCHREIBUNG
Die Internationale Dysphagie Diät Standardisierungs-Initiative IDDSI hat Flüssigkeiten und Speisen in standardisierte Koststufen eingeteilt. Unter www.iddsi.org finden sich Beschreibungen, Testkriterien und konkrete Vorschläge für die jeweiligen Stufen.
Weiche Kost kann in zwei Kaubewegungen zerdrückt werden (auch von zahnlosen Patienten essbar).

BEMERKUNGEN
Diät unbedingt zusammen mit Ernährungsberatung erstellen, um eine bedarfsdeckende Mahlzeit zu garantieren.

EIGENE NOTIZEN

55 Wechsel zwischen fest und flüssig

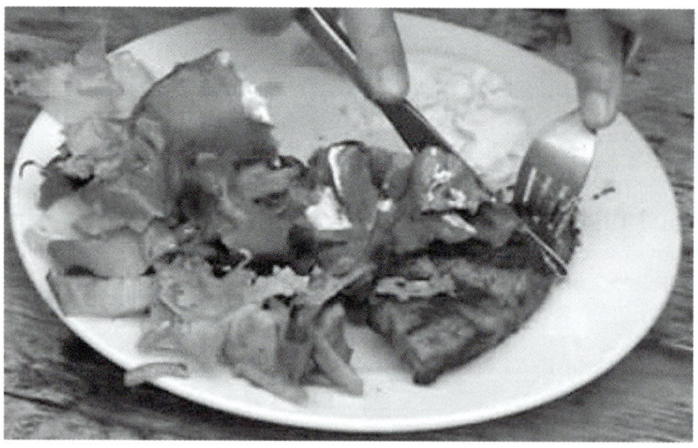

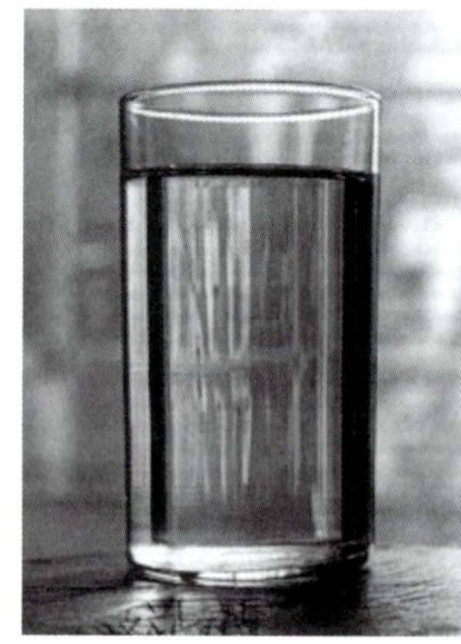

- Trinken Sie nach jedem Bissen etwas Wasser, um Reste aus dem Mund und aus dem Hals wegzuspülen.

→ **ZIEL:** Verbesserung des Transportes von Nahrungsmitteln und Vermeiden von Rückständen

Anmerkungen zu „Wechsel zwischen fest und flüssig"

ZIEL
Beseitigung von möglichen Residuen (oral oder pharyngeal)

VERFAHREN
☐ Beratung ☐ Restitution ☐ Kompensation ☒ Adaptation

WIRKUNGSWEISE
Durch das Nachschlucken von Flüssigkeit werden mögliche Residuen im Mund und Rachen weggespült.

INDIKATION
- reduzierte orale oder pharyngeale Kontraktion
- trockene Schleimhäute

KONTRAINDIKATION
Aspiration

WICHTIG
Vor Kostaufbau muss unbedingt aspirationsfreie Schluckfähigkeit nachgewiesen werden.

VARIATIONSMÖGLICHKEIT
Das Nachschlucken kann auch mit Speichel ausgeübt werden.

KOMBINATIONSMÖGLICHKEITEN
Haltungsmodifikation und Schluckmanöver

BESCHREIBUNG
Die Internationale Dysphagie Diät Standardisierungs-Initiative IDDSI hat Flüssigkeiten und Speisen in standardisierte Koststufen eingeteilt. Unter www.iddsi.org finden sich Beschreibungen, Testkriterien und konkrete Vorschläge für die jeweiligen Stufen.
Der Patient darf alle Konsistenzen essen.

BEMERKUNGEN
Essensplan unbedingt zusammen mit der Ernährungsberatung planen, um eine bedarfsdeckende Mahlzeit zu garantieren.
Eine bildgebende Kontrolle dieser im Englischen als „liquid wash" bezeichneten Technik ist empfehlenswert.

EIGENE NOTIZEN

56 Nahrung auf Zungenmitte

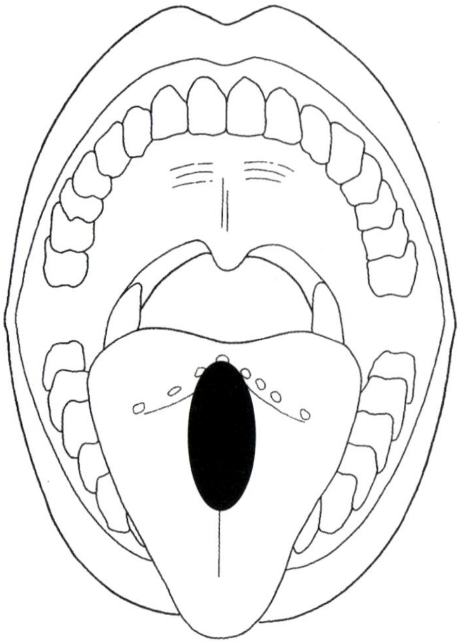

- Benutzen Sie einen flachen Löffel.
- Legen Sie damit einen kleinen Bissen auf die Mitte der Zunge.
- Schlucken Sie sofort.

→ **ZIEL:** Kompensation der Bolusformung und Verbesserung des oralen Transportes

Anmerkungen zu „Nahrung auf Zungenmitte“

ZIEL
Bolusformung ohne seitlichen Speiseverlust

VERFAHREN
☐ Beratung ☐ Restitution ☐ Kompensation ☒ Adaptation

WIRKUNGSWEISE
Durch Anpassung der Kost (weiche, pürierte Kost) und durch eine Platzierung auf der Zungenmitte kann die Bolusformung kompensiert werden.

INDIKATION
- eingeschränkte Lateralbewegung der Zunge
- eingeschränkte Zungenschüsselfunktion

KONTRAINDIKATION
Aspiration

WICHTIG
Mit dieser Technik kann nur breiartige Konsistenz geschluckt werden (d. h. der Bolus muss eine gute Kohärenz aufweisen).

VARIATIONSMÖGLICHKEIT
Anstelle eines Löffels kann auch ein Spatel verwendet werden.

KOMBINATIONSMÖGLICHKEITEN
Haltungsmodifikation und Schluckmanöver

BEMERKUNGEN
Mundraum auf Residuen kontrollieren und nach dem Essen Mund spülen!

EIGENE NOTIZEN

57 Nahrung auf gesunde Zungenseite

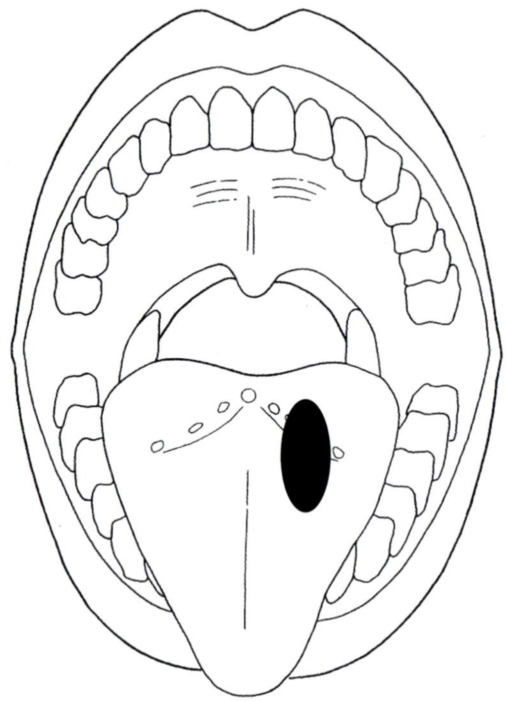

- Benutzen Sie einen flachen Löffel.
- Legen Sie damit die Nahrung auf die ____________ Seite Ihrer Zunge.
- Schlucken Sie sofort.

→ **ZIEL:** Kompensation bei einseitiger Transportschwierigkeit im Mundraum

Anmerkungen zu „Nahrung auf gesunde Zugenseite“

ZIEL
Effizienter oraler Transport

VERFAHREN
☐ Beratung ☐ Restitution ☐ Kompensation ☒ Adaptation

WIRKUNGSWEISE
Durch eine Platzierung der Nahrung auf der gesunden Zungenseite wird die Beweglichkeit dieser Seite ausgenützt.

INDIKATION
- einseitig eingeschränkte Bewegung der Zunge
- eingeschränkte Zungenschüsselfunktion nach Zungenteilresektion oder halbseitiger Parese

KONTRAINDIKATION
Aspiration

WICHTIG
Mit dieser Technik kann nur breiartige Konsistenz geschluckt werden (d. h. der Bolus muss eine gute Kohärenz aufweisen).

VARIATIONSMÖGLICHKEIT

KOMBINATIONSMÖGLICHKEITEN
Haltungsmodifikation und Schluckmanöver

BEMERKUNGEN
Mundraum auf Residuen kontrollieren und nach dem Essen Mund spülen!

EIGENE NOTIZEN

58

Nahrung auf Hinterzunge

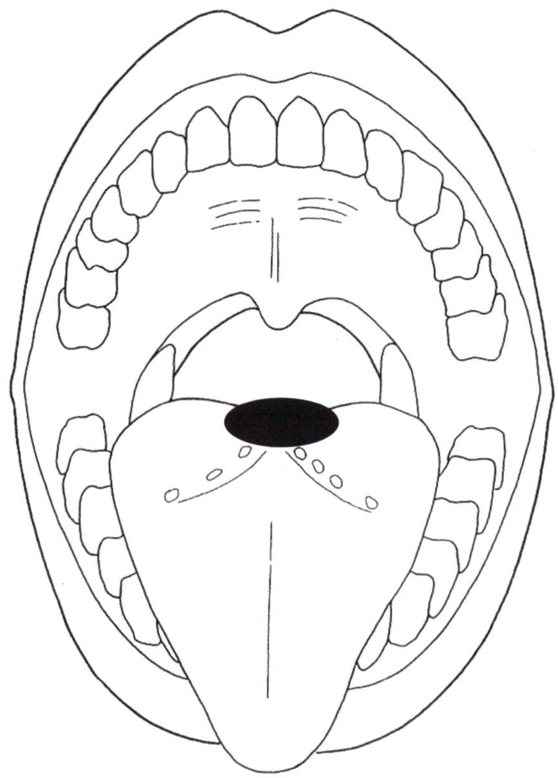

- Schieben Sie die Nahrung so weit wie möglich nach hinten.
  Benutzen Sie dazu:
  - ☐ einen sehr flachen Babylöffel
  - ☐ einen Spatel
  - ☐ einen Glossektomie-Löffel oder Schiebelöffel
  - ☐ chinesische Stäbchen
  - ☐ ______________________________
- Schlucken Sie sofort.

→ **ZIEL:** Kompensation eines fehlenden oralen Transportes

Anmerkungen zu „Nahrung auf Hinterzunge“

ZIEL
Effizientes Schlucken

VERFAHREN
☐ Beratung ☐ Restitution ☐ Kompensation ☒ Adaptation

WIRKUNGSWEISE
Durch eine Platzierung der Nahrung auf der Hinterzunge wird der erste Teil der oralen Phase umgangen (keine Bolusformung, keine Zungenschüssel, keine Zungenspitzenelevation nötig).

INDIKATION
- eingeschränkte Beweglichkeit der Vorderzunge, z. B. nach Zungenteilresektion

KONTRAINDIKATION
Aspiration

WICHTIG
Mit dieser Technik kann am besten breiartige Konsistenz geschluckt werden (d. h. der Bolus muss eine gute Kohärenz aufweisen).

VARIATIONSMÖGLICHKEIT
Anstelle eines Löffels kann auch ein Spatel verwendet werden; falls der Patient saugen kann, kann auch ein Strohhalm verwendet werden. Den Strohhalm dann bis in Höhe der vorderen Gaumenbögen schieben.

KOMBINATIONSMÖGLICHKEITEN
Haltungsmodifikation und Schluckmanöver

BEMERKUNGEN
Mundraum auf Residuen kontrollieren und nach dem Essen Mund spülen!

EIGENE NOTIZEN

59 Trinkhilfe

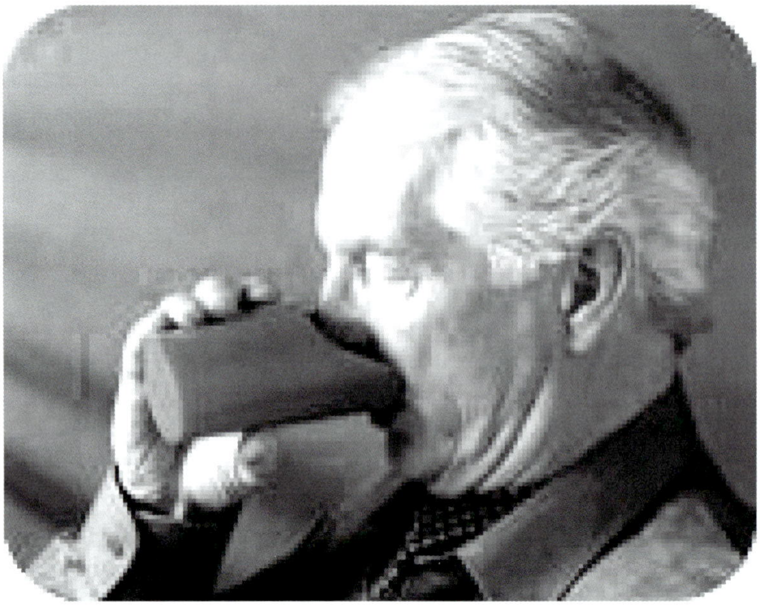

- Trinken Sie nur aus breiten Tassen oder aus ausgeschnittenen Bechern.
- So können Sie das Glas oder die Tasse leer trinken, ohne das Kinn anzuheben.

→ **ZIEL:** Reduktion des Risikos von Verschlucken und Aspiration

Anmerkungen zu „Trinkhilfe“

ZIEL
Aspirationsfreies Trinken

VERFAHREN
☐ Beratung ☐ Restitution ☐ Kompensation ☒ Adaptation

WIRKUNGSWEISE
Das Trinken aus einem Becher mit Nasenkerbe erlaubt ein Absenken des Kinns, auch wenn nur noch wenig Inhalt im Becher ist.

INDIKATION
- aspirationsfreies Trinken mit abgesenktem Kinn

KONTRAINDIKATION
Aspiration

WICHTIG
Der Patient und die Angehörigen müssen die Wichtigkeit der konsequenten Anwendung verstehen, um die Sicherheit der unteren Atemwege zu keiner Zeit zu gefährden.

VARIATIONSMÖGLICHKEIT
Anstelle eines ausgeschnittenen Bechers kann auch eine weite Tasse verwendet werden, oder das Glas wird, bevor es halb leer ist, wieder aufgefüllt.

KOMBINATIONSMÖGLICHKEITEN
Kinn absenken und Schluckmanöver

BEMERKUNGEN
Verschiedene Hersteller bieten Becher an, die ein Trinken ohne Rückwärtsneigung des Kopfes erlauben.
Das Ausschneiden eines Plastikbechers gelingt einfacher, wenn dieser zuvor mit einem Haarfön erwärmt wird.

EIGENE NOTIZEN

60

Diätstufen nach IDDSI

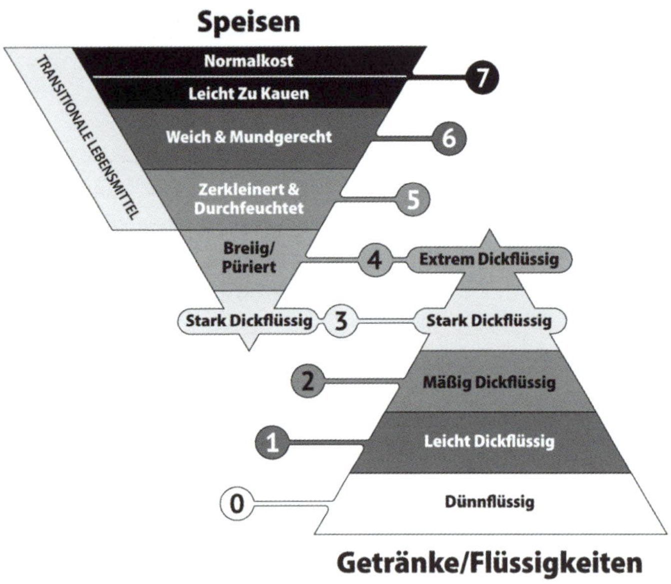

Nach Behandlung eines Kopf-/Halstumors kann das Essen oder Trinken manchmal schwerfallen: Gewisse Speisen bleiben stecken oder Wasser führt zum Verschlucken. Deshalb ist es in manchen Fällen nötig, das Essen oder die Getränke an die momentane Schluckfähigkeit anzupassen. Durch diagnostische Schritte wird die ideale Koststufe für Sie eruiert und nach Fortschritten während der Rehabilitation angepasst und normalisiert. Nebenstehend sind die sieben Koststufen der „International Dysphagia Diet Standardisation Initiative" (IDDSI) abgebildet.
Die texturmodifizierten Lebensmittel (Stufe 3–6) und die angedickten Flüssigkeiten (1–4) ermöglichen in gewissen Fällen ein vollständiges Abschlucken ohne Gefährdung der Atemwege, wenn normales Essen und Trinken nicht möglich sind. Das gleichzeitige Schlucken von festen und flüssigen Anteilen innerhalb eines Bissens sollten Sie aus Sicherheitsgründen vermeiden. Häufig werden Diätmodifikationen zusammen mit Schlucktechniken eingesetzt.

Beschreibung	nötige Voraussetzungen
0 **dünnflüssig** fließt wie Wasser	■ wenig Kraftaufwand ■ rascher und vollständiger Schutz der Atemwege
1 **leicht dickflüssig** dicker als Wasser	■ wenig mehr Transportkraft als Stufe 0 ■ weniger rascher Schutz der Atemwege als Stufe 0
2 **mäßig dickflüssig** fließt langsamer als Stufe 1	■ wenig mehr Transportkraft als Stufe 1 ■ weniger rascher Schutz der Atemwege als Stufe 1
3 **stark dickflüssig** glatte Textur, tropft langsam durch die Zinken einer Gabel, kann gelöffelt oder getrunken werden	■ mehr Transportkraft als Stufe 2 ■ weniger rascher Schutz der Atemwege als Stufe 2
4 **extrem dickflüssig, breiig, püriert** glatte Textur, behält die Form, nicht klebrig, muss gelöffelt werden	■ mehr Transportkraft als Stufe 3 ■ weniger rascher und weniger vollständiger Verschluss der Atemwege als Stufe 3
5 **zerkleinert und durchfeuchtet** weich und gleichmäßig feucht mit kleinen Partikeln (maximal 1,5 x 8 mm groß), lassen sich mit der Zunge zerdrücken	■ kein Kauen, aber mehr Transportkraft als Stufe 4 ■ weniger rascher und weniger vollständiger Verschluss der Atemwege als Stufe 4
6 **weich und mundgerecht** weich, zart und gleichmäßig feucht, maximal 1,5 cm große Stückchen	■ Kauen erforderlich ■ deutlich mehr Transportkraft als Stufe 5 ■ weniger rascher und weniger vollständiger Verschluss der Atemwege als Stufe 5

Weitere Informationen bei Ihrer Therapeutin oder unter: iddsi.org

→ **ZIEL:** Information über die hilfreiche und sichere Texturanpassung von Nahrungsmitteln und Getränken

Anmerkungen zu „Diätstufen nach IDDSI“

ZIEL

- Verständnis und damit größere Compliance bei der Anwendung von texturadaptierter Diät
- Durch Kostanpassung ist eine frühe Oralisation oder Teiloralisation möglich

VERFAHREN

☒ Beratung ☐ Restitution ☐ Kompensation ☐ Adaptation

WIRKUNGSWEISE

Nach sorgfältiger (bildgebender) Diagnostik kann eine Textur (z. B. flüssig oder breiig), eine Applikationsart (z. B. Trinken mit Strohhalm, Verwendung von Glossektomie-Löffeln oder normalem Besteck) sowie die Bolusgröße (Nebel aus Spray, ½ Teelöffel oder normale Bissen) identifiziert werden, um ein effizientes und sicheres Abschlucken zu garantieren.

INDIKATION

- zu Therapiebeginn

KONTRAINDIKATION

Wenn nach Videofluoroskopie oder FEES kein Bolus, der effizient und sicher abschluckbar ist, gefunden werden konnte . In diesem Fall ausschließlich Speichel oder Kleinstmengen Wasser anbieten.

WICHTIG

Die IDDSI-Testmethoden definieren die Konsistenz des jeweiligen Diätlevels genau. Eine exakte Umsetzung der beschriebenen Testverfahren ist zwingend nötig.
Gemischte Konsistenzen, also feste und flüssige Anteile innerhalb eines Bolus, sind zu vermeiden.

VARIATIONSMÖGLICHKEIT und KOMBINATIONSMÖGLICHKEITEN

Da die Veränderung der Nahrungsmitteltextur häufig eine Abnahme der Energiedichte bedeutet, ist der Einbezug der Ernährungsberatung wichtig. Eine ernährungsberaterische Unterstützung ist auch beim Abbau der Sondennahrung und gleichzeitigem Aufbau der oralen Kost empfehlenswert.

BEMERKUNGEN

Die vollständige deutsche IDDSI-Grundstruktur, Beschreibung und Testmethoden unter:
https://ftp.iddsi.org/Documents/IDDSI_DetailedDefinitions_V2_German_Final_22Jun2020.pdf

EIGENE NOTIZEN

____

____

____

61 Was tun bei Verschlucken?

In erster Linie geht es in der Schlucktherapie darum, dass Ihre Therapeutin Ihnen aufzeigt, welche Getränke oder welche Nahrungsmittel sicher schluckbar sind. Zudem erlernen Sie Techniken, die das Schlucken effizienter und sicherer machen. Sollte es doch einmal schiefgehen und es geraten Bolusteile in die Luftwege, ist zwischen Situation ❶ und ❷ zu unterscheiden.
Ihre Therapeutin trainiert mit Ihnen oder Ihren Familienangehörigen gerne die untenstehenden Techniken!

❶ Sie können sprechen, atmen aber schwer oder pfeifend.

- Bewahren Sie Ruhe.
- Atmen Sie langsam ein und husten Sie mit voller Kraft aus.
- Wiederholen Sie dies mehrmals.
- Eine anwesende Person kann das Aushusten mit verschiedenen Möglichkeiten unterstützen:

Der Patient lehnt den Oberkörper nach vorne. Die zweite Person schlägt kräftig, im Hustenrhythmus des Patienten zwischen die Schulterblätter.

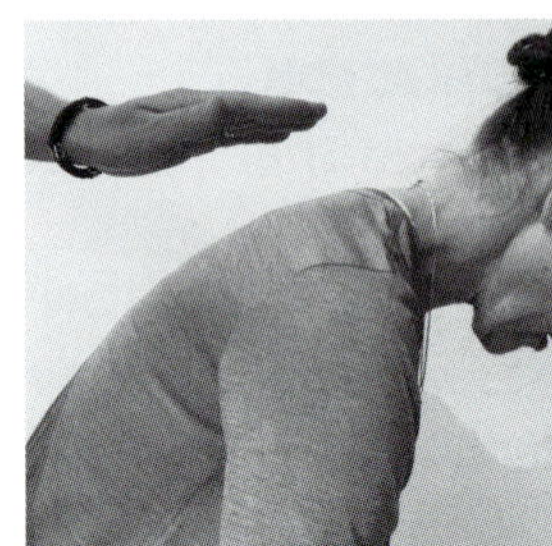

Die zweite Person unterstützt die Hustenbewegung mit Druck auf die unteren Rippen oder auf das Brustbein.

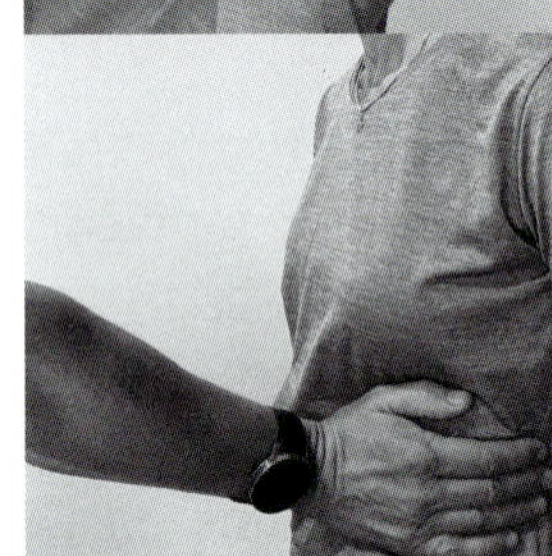

Die zweite Person oder der Patient selbst unterstützt die Hustenbewegung mit einem Tuch oberhalb der Taille. Die beiden Tuchenden werden im Moment des Hustenstoßes kräftig nach außen gezogen

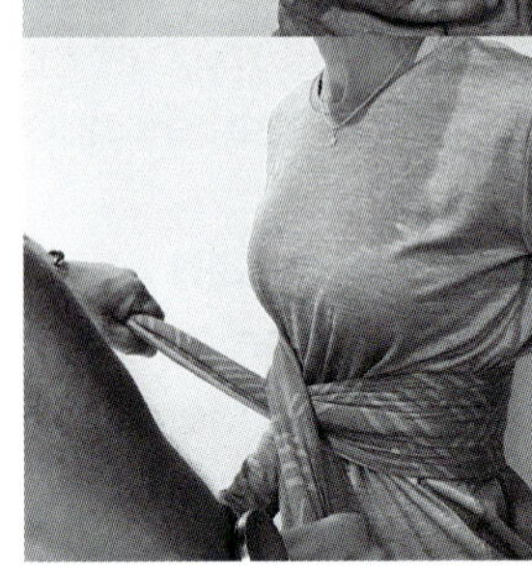

❷ Sie können nicht sprechen, es ist kein Atemfluss möglich, Ihre Lippen oder Fingernägel laufen blau an.

- Bewahren Sie Ruhe.
- Ihre Bezugsperson soll das Heimlich-Manöver anwenden, indem sie die Faust oberhalb des Bauchnabels platziert, mit der anderen Hand die Faust umgreift und dann beidhändig maximalen Druck nach innen oben ausübt.

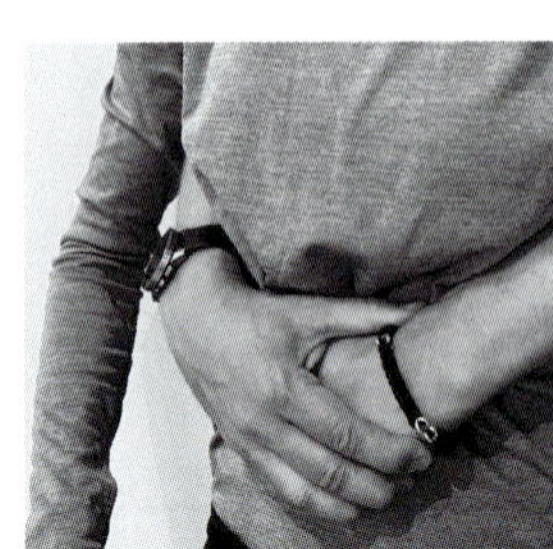

→ **ZIEL:** Information über die hustenunterstützenden Techniken und Notfallmaßnahmen

Anmerkungen zu „Was tun bei Verschlucken?“

ZIEL
Wissensaufbau und Training für Patient und Angehörige, um im Notfall korrekt zu handeln oder einen schwachen Hustenstoß zu unterstützen

VERFAHREN
☒ Beratung ☐ Restitution ☐ Kompensation ☐ Adaptation

WIRKUNGSWEISE
Beratung und praktisches Training von hustenunterstützenden Techniken bzw. des Heimlich-Manövers tragen dazu bei, gegebenenfalls einen Fremdkörper aus den unteren Atemwegen zu entfernen. Zudem wirkt das Wissen, wie im Notfall korrekt zu handeln ist, für den Patienten, aber auch für die Angehörigen beruhigend.

INDIKATION
- bei Patienten mit schwachem, wenig produktivem Hustenstoß
- bei ängstlichen Angehörigen

KONTRAINDIKATION
Keine bei geschultem Vorgehen

WICHTIG
Patient und Bezugsperson sollen unbedingt in der korrekten Technik trainiert werden.
Achtung: Die Anwendung des Heimlich-Manövers kann zu Rippenbrüchen und inneren Verletzungen führen!

VARIATIONSMÖGLICHKEIT und KOMBINATIONSMÖGLICHKEITEN
Aufbau der Hustenkraft durch
- Stärkung der exspiratorischen Kraft
- Verbesserung des Stimmlippenschlusses

BEMERKUNGEN
In der Regel kann durch eine sorgfältige Kostauswahl (IDDSI 0–4 oder 5) eine Notfallsituation vermieden werden.

EIGENE NOTIZEN

62 Optimale Mundpflege

Aus verschiedenen Gründen ist eine optimale Mundpflege während und nach der Behandlung eines Tumors äußerst wichtig:

- Durch das Kauen und Schlucken von z. B. Brot werden normalerweise Beläge von der Zunge entfernt. Wenn Sie wenig oder gar nichts essen, fällt die mechanische Reinigung durch das Schlucken weg.
- Wenn Sie gelegentlich aspirieren, können Sie durch die Reduktion der Keimbesiedelung im Mundraum das Risiko zur Entwicklung einer Lungenentzündung drastisch senken.
- Wenn Sie radiotherapeutisch behandelt werden oder bestrahlt wurden, fehlen Ihnen die zahnschützenden, antibakteriellen oder wundheilenden Bestandteile des Speichels. Deshalb sind Ihre Zähne sehr karies- und Ihre Schleimhaut sehr entzündungsanfällig.
- Patienten, die eine hervorragende und vor allem regelmäßige Mundhygiene betreiben, leiden nach einer chirurgischen Tumorentfernung unter weniger negativen Folgen oder unter weniger akuten Folgen nach einer Bestrahlung.

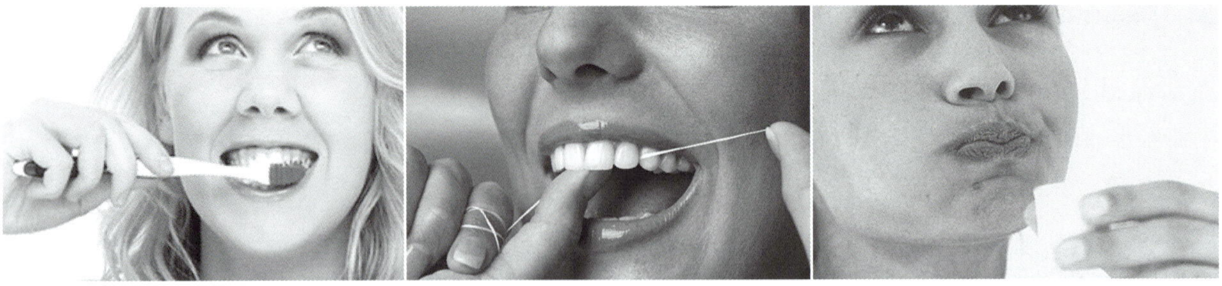

Führen Sie die nachfolgenden Schritte mindestens 2x täglich durch:

- **Zähne putzen:** Verwenden Sie eine elektrische Zahnbürste oder eine Handzahnbürste mit weichen Borsten. Benutzen Sie eine kleine Menge einer milden Zahnpasta. Reinigen Sie mit sanftem Druck mindestens 2 Minuten lang die Zähne und das Zahnfleisch. Halten Sie den Oberkörper über das Waschbecken geneigt, damit keine Zahncreme in den Rachen fließen kann.
- **Zunge reinigen:** Nutzen Sie einen Zungenschaber oder führen Sie die Zahnbürste von hinten nach vorn, um die Oberfläche der Zunge zu reinigen.
- **Zahnzwischenräume reinigen:** Nutzen Sie Zahnseide oder Interdental-Bürstchen, um die Zahnzwischenräume zu reinigen.
- **Zahnspülung:** Gurgeln Sie nur, wenn Sie die Flüssigkeit im Mund kontrollieren können. Benutzen Sie eine milde Spüllösung ohne Alkohol.
- **Mundraum auswischen:** Falls das Ausspucken von Zahnpastaresten schwerfällt oder die Mundschleimhaut der Wange, Zunge, des Mundbodens, Mundvorhofes oder Gaumens belegt ist, benutzen Sie eine angefeuchtete Gaze, die Sie um den Finger wickeln, um die Schleimhaut abzuwischen.

Buchen Sie regelmäßig eine dentalhygienische Behandlung und Kontrolle beim Zahnarzt. Bei Fragen zur Mundhygiene und passenden Produkten berät Sie Ihr Zahnarzt oder die Dentalhygienikerin gerne. Oder fragen Sie die Onko-Pflege oder Ihre Dysphagietherapeutin.

→ **ZIEL:** Information zur Durchführung einer optimalen Mundhygiene

Anmerkungen zu „Optimale Mundpflege“

ZIEL
Reduktion sekundärer Folgen einer Tumorbehandlung durch eine regelmäßige Mundhygiene

VERFAHREN
☒ Beratung ☐ Restitution ☐ Kompensation ☐ Adaptation

WIRKUNGSWEISE
Durch die Motivation der verschiedenen Mitglieder des Behandlungsteams soll die Regelmäßigkeit und die Qualität der Mundhygiene verbessert werden.

INDIKATION
- vor, während und nach einer chirurgischen oder radiotherapeutischen Tumorbehandlung
- bei Nahrungskarenz

KONTRAINDIKATION
- Bei massiver Mukositis muss die Mundpflege gemäß der Anleitung der Pflege modifiziert werden
- Bei Pilzbefall ärztliche Kontrolle und zusätzliche lokale oder systemische Behandlung

WICHTIG
Eine ausreichende Flüssigkeitsbilanz ist jederzeit zu gewährleisten.

VARIATIONSMÖGLICHKEIT und KOMBINATIONSMÖGLICHKEITEN
bei eingeschränkter Mundöffnung → Kieferübungen 5, 6 oder 7
bei Speichelveränderungen oder Xerostomie → siehe „Abhilfe bei zähem Schleim im Mund“ 63

BEMERKUNGEN
Um das Risiko von Strahlenkaries, Osteoradionekrose und Aspirationspneumonie zu reduzieren, ist die Regelmäßigkeit der Mundhygiene und der zahnärztlichen Kontrollen ausschlaggebend. Die Wahl der Produkte scheint gemäß Fachleuten eine sekundäre Rolle zu spielen.

EIGENE NOTIZEN

63 Abhilfe bei zähem Schleim im Mund

Zäher Schleim im Mundraum ist meist die Folge einer Radiotherapie. Durch die Bestrahlung entzündet sich die Mundschleimhaut und abgestorbene Zellen schilfern ab. Zudem verändert sich durch die Bestrahlung der Speicheldrüsen die Menge und die Zusammensetzung des Speichels. So kann ein sehr zäher, klebriger Speichel entstehen, der das Schlucken erschwert, das Sprechen behindert, beim Durchschlafen stört und das Wohlbefinden negativ beeinflusst.

Probieren Sie aus der untenstehenden Liste Verschiedenes aus, um die für Sie wirkungsvollste Hilfe zu finden. Auch Kombinationen von Maßnahmen sind möglich.

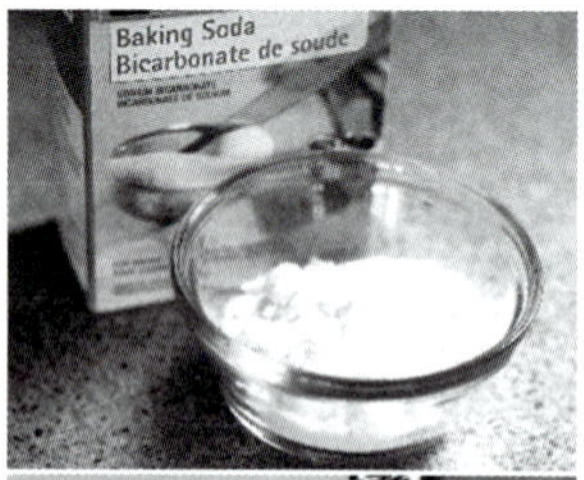

Spüllösung
Lösen Sie ½ Kaffeelöffel Backpulver in einem Glas mit lauwarmem Wasser auf. Bewegen Sie die Spüllösung mit dem Kopf über dem Waschbecken langsam eine Weile im Mundraum hin und her, bevor Sie alles ausspucken. Wiederholen Sie die Prozedur einige Male.
Sie können 2–4x täglich eine Backpulver-Lösung herstellen.

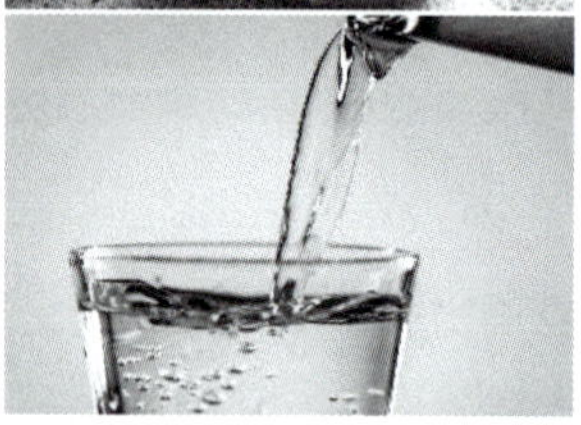

Ausreichend Flüssigkeit
Trinken Sie ausreichend Wasser, Tee oder verdünnten Fruchtsaft oder achten Sie auf genügend Flüssigkeit über Ihre Sonde.

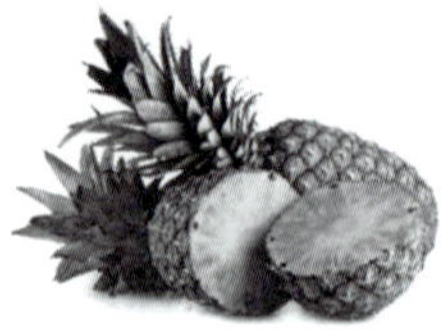

Hilfreiche Enzyme
Trinken Sie Ananas- oder Papaya-Saft in kleinen Schlückchen. Die schleimlösende Wirkung der Eiweiß-spaltenden Enzyme wird durch das Hin- und Herbewegen des Saftes im Mundraum verstärkt und hilft beim Auflösen des zähen Schleims.

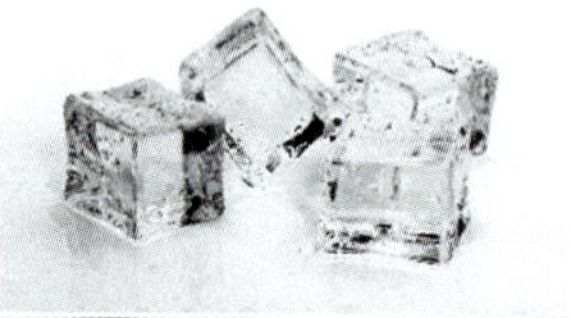

Kühlen, lösen und befeuchten
Stellen Sie Eiswürfel aus 1 Teil Wasser, 1 Teil Apfelsaft und etwas Zitronensaft her. Lutschen Sie diese Eiswürfel sehr langsam.

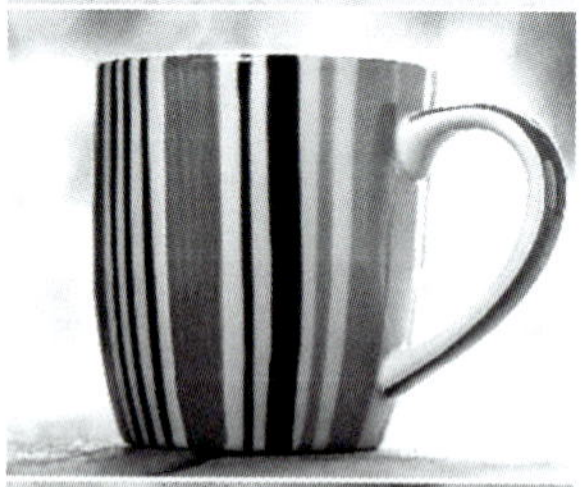

Spitzwegerich-Tee
Trinken Sie Spitzwegerich-Tee mit Zitrone und Honig. Spitzwegerich wirkt entzündungshemmend, antibakteriell und antiviral. Die Wirkung wird verstärkt, wenn Sie den Tee in kleinen Schlückchen trinken und im Mund hin- und herbewegen.

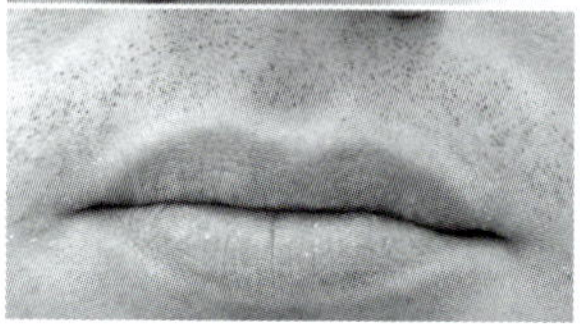

Nasenatmung
Achten Sie auf geschlossene Lippen tagsüber und nachts. Pflegen Sie die Lippen mit Lippenpomade. Wenn Sie mit offenem Mund schlafen, benutzen Sie einen hygienisch arbeitenden Luftbefeuchter.

→ **ZIEL:** Verbesserung der Lebensqualität durch Abbau und Management des zähen Schleims

Anmerkungen zu „Abhilfe bei zähem Schleim im Mund“

ZIEL
Verbesserung der Lebensqualität des Patienten durch das Ausprobieren verschiedener Maßnahmen zur Entfernung von zähem Schleim

VERFAHREN
☒ Beratung ☐ Restitution ☐ Kompensation ☐ Adaptation

WIRKUNGSWEISE
Zurzeit gibt es keine wirkungsvolle Lösung auf dem Markt, die allen Patienten erfolgreich hilft, zähen Schleim aus dem Mund zu entfernen. Deshalb ist ein Ausprobieren von verschiedenen Hausmittelchen nötig. Für alle Vorschläge gibt es episodische Wirksamkeitsnachweise.

INDIKATION
Bei durch zähen Schleim beeinträchtigter Qualität von

- Schlucken
- Aussprache
- Mundhygiene
- Schlaf

KONTRAINDIKATION
Falls der Patient die Maßnahme trotz sorgfältiger Anleitung zu einer entsprechenden Körperhaltung nicht ohne Gefährdung der Atemwege (stille Aspiration!) durchführen kann.

WICHTIG
Achtung: Übermäßiger Konsum von Zucker und Säure hat eine kariöse Wirkung!

VARIATIONSMÖGLICHKEIT und KOMBINATIONSMÖGLICHKEITEN
Zur Kontrolle der Flüssigkeitsbilanz kann ein Trinkprotokoll eingesetzt werden.

BEMERKUNGEN

EIGENE NOTIZEN

64 Abhilfe bei übermäßigem Speichel im Mund

Eine Operation oder die Bestrahlung von Speicheldrüsen kann die eingespielte Zusammenarbeit der sechs Speicheldrüsen aus dem Gleichgewicht bringen. Dies kann in seltenen Fällen zu einer Überproduktion von Speichel führen. Häufiger entsteht das Gefühl von zu viel Speichel im Mund durch einen beeinträchtigten Abtransport, da das vor der Behandlung unbewusste, regelmäßige Schlucken des Speichels erschwert oder sogar unmöglich wurde.

Training eines regelmäßigen Speichelschluckes

- Trainieren Sie mindestens 5x täglich während 6 Minuten.
- Stellen Sie eine Eieruhr auf: ☐ 2 Min ☐ 1 ½ Min ☐ 1 Min
- Wenn die Eieruhr piept, ziehen Sie den Speichel mit saugenden oder schlürfenden Bewegungen in die Zungenschüssel.
  Schlucken Sie den Speichel: ☐ mit wenig Wasser ☐ ohne Wasser
- Starten Sie die Eieruhr erneut.

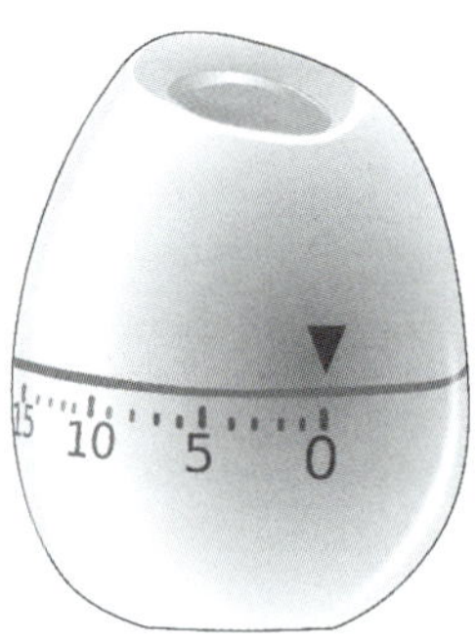

Gut zu wissen:

Ein gesunder Mensch schluckt etwa einmal pro Minute Speichel weg. Ältere Menschen schlucken etwas seltener.

Reduktionsmöglichkeiten bei Überproduktion

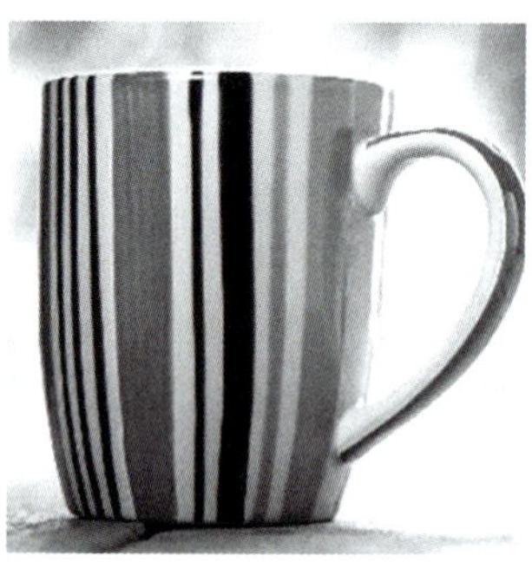

Trinken Sie regelmäßig kleine Schlucke

- Schwarztee
- Salbeitee
- Kamillentee
- Roten Traubensaft

Je länger Sie den Schluck im Mundraum halten und bewegen, desto größer ist die gerbende und austrocknende Wirkung der Wirkstoffe.

→ **ZIEL:** Verbesserung der Lebensqualität durch das Management von übermäßigem Speichel im Mund

Anmerkungen zu „Abhilfe bei übermäßigem Speichel im Mund“

ZIEL

- Drooling und Probleme bei der Aussprache reduzieren
- Posteriores Leaking und stille Aspiration von Speichel vermeiden

VERFAHREN

☒ Beratung ☐ Restitution ☐ Kompensation ☐ Adaptation

WIRKUNGSWEISE

Die gerbenden Stoffe reduzieren die Speichelproduktion.
Durch das Training wird die Fähigkeit zum Sammeln und Schlucken von Speichel wiederhergestellt.

INDIKATION

- Drooling
- nasse Aussprache
- eingeschränkte Zungenbeweglichkeit
- eingeschränkte Wahrnehmung oral und labial
- posteriores Leaking

KONTRAINDIKATION

Bei hochgradiger Aspirationsgefahr ist Vorsicht mit Gurgeln und oralen Spülungen geboten.

WICHTIG

Häufiges orales Absaugen verstärkt die Speichelproduktion und sollte deshalb vermieden oder baldmöglichst abgebaut werden.

VARIATIONSMÖGLICHKEIT und KOMBINATIONSMÖGLICHKEITEN

Falls das Schlucken des Speichels nicht möglich ist, ist ein Sammeln und eine elegante Form des Ausspuckens in ein Stofftuch zu trainieren.
Falls es sich um eine echte Hypersalivation im Sinne einer übermäßigen Speichelproduktion handelt, sind Botoxinjektionen in die Speicheldrüsen eine anerkannte und wirksame Möglichkeit, um die Speichelproduktion ohne Nebenwirkungen zu drosseln.

BEMERKUNGEN

Zur Erinnerung an ein regelmäßiges Speichelschlucken kann die App „Swallow Prompt“ (kostenpflichtig, ca. 1 Euro) genutzt werden.
Falls sich die Situation nach einigen Wochen nicht verbessert, sprechen Sie mit Ihrem Arzt!

EIGENE NOTIZEN

65 Abhilfe bei Entzündungen im Mund

Sowohl nach einer chirurgischen Behandlung eines Tumors im Mundraum als auch nach Bestrahlung kann sich die Schleimhaut im Mundraum entzünden.

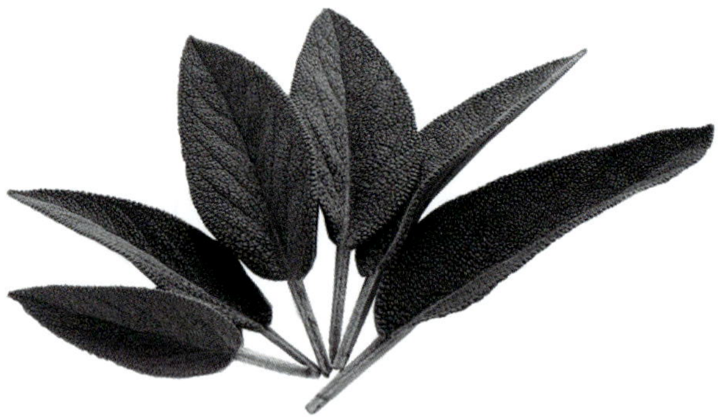

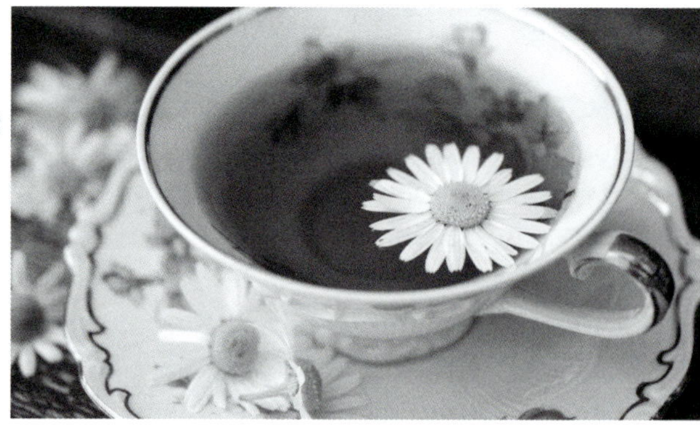

Wenden Sie zur Behandlung der Entzündung im Mundraum die Lösung an, die Sie von Ihrem Arzt erhalten haben.

Alternativ/bei leichten Entzündungen können auch folgende Möglichkeiten Linderung verschaffen:

- Spülen Sie mehrmals täglich mit starkem Salbeitee oder Kamillentee den Mund aus. Statt Tee kann auch eine Lösung aus der Apotheke wie Kamillosan oder Kamillosan Spray angewendet werden.
- Lutschen Sie **Eiswürfel** zur Schmerzlinderung. Tauen Sie den Würfel leicht an, damit er keine scharfen Kanten hat, wenn Sie ihn in den Mund nehmen.
- Bestreichen Sie den Mundraum mit medizinischem Honig.

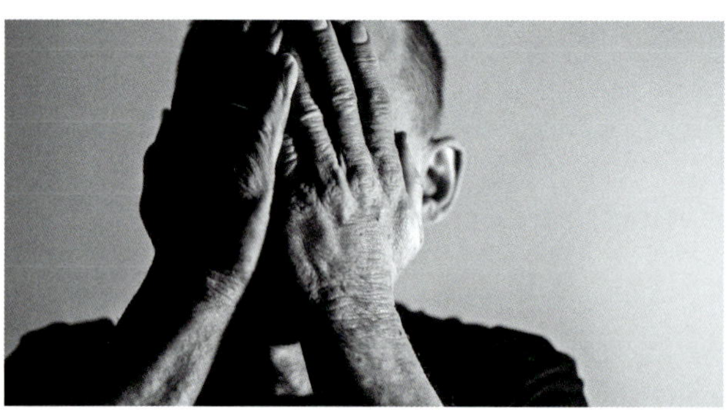

Bei massiven Schmerzen oder weißen oder schwarzen Verfärbungen, die sich nicht abwischen lassen, wenden Sie sich bitte an Ihr Behandlungsteam!

→ **ZIEL:** Linderung einer Mundschleimhautentzündung und Linderung von Schmerzen in Mund und Rachen

Anmerkungen zu „Abhilfe bei Entzündungen im Mund“

ZIEL

- Management einer leichten bis mittelschweren Mukositis
- Reduktion von oralen und pharyngealen Schmerzen

VERFAHREN

☒ Beratung ☐ Restitution ☐ Kompensation ☐ Adaptation

WIRKUNGSWEISE

Durch das Spülen oder Sprayen mit pflanzlichen Wirkstoffen, die antibakteriell, antiviral und adstringierend wirken, kann die Ausprägung der Mukositis reduziert und der Wiederaufbau der Schleimhaut unterstützt werden.
Kälte wirkt schmerzlindernd und abschwellend.

INDIKATION

- radiogene Mukositis
- postoperative Schwellung
- Schmerzen im Mund oder Rachenraum

KONTRAINDIKATION

Große Aspirationsgefahr

WICHTIG

Je besser die Pflege des Mundraumes und je weniger Schmerzen der Patient empfindet, desto eher ist es möglich, die orale Ernährung während und nach radiotherapeutischer Behandlung aufrechtzuerhalten. Dies wiederum verbessert die langfristige Prognose der Schluckfähigkeit!

VARIATIONSMÖGLICHKEIT und KOMBINATIONSMÖGLICHKEITEN

Kryotherapie (Eislutschen) kann prophylaktisch bereits während der Radiotherapie angewandt werden.

BEMERKUNGEN

Bei Verdacht auf Pilzbefall ist eine ärztliche Kontrolle zu planen.
Bei fortgeschrittenem Grad einer Mukositis ist neben einer ausgezeichneten Mundhygiene unbedingt eine Schmerzmedikation mit Morphium nötig.

EIGENE NOTIZEN

66 Abhilfe bei zu wenig Speichel oder Mundtrockenheit

Der Speichel wird von sechs Speicheldrüsen produziert. Zwei davon liegen in den Wangen unmittelbar vor den Ohren und vier weitere befinden sich unter der Zunge im Unterkiefer. Gesunde Drüsen produzieren innerhalb von 24 Stunden 1 bis 1,5 Liter Speichel. Ausreichend Speichel wird benötigt um:

- Nahrung zu einem gleitfähigen Bolus zu verbinden
- Nahrung vorzuverdauen
- die nötige Feuchtigkeit zum Sprechen bereitzustellen
- eine ungestörte Nachtruhe zu ermöglichen
- die Zähne, das Zahnfleisch und die Mundschleimhaut vor Abbau und Entzündungen zu schützen

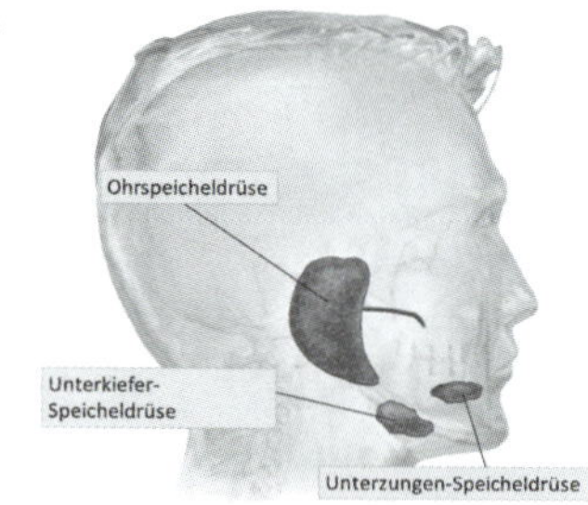

modifizierte Darstellung nach B. Blausen

Ausreichend trinken

Der Körper kann nur genügend Speichel produzieren, wenn Sie etwa 1,5 Liter pro Tag trinken.

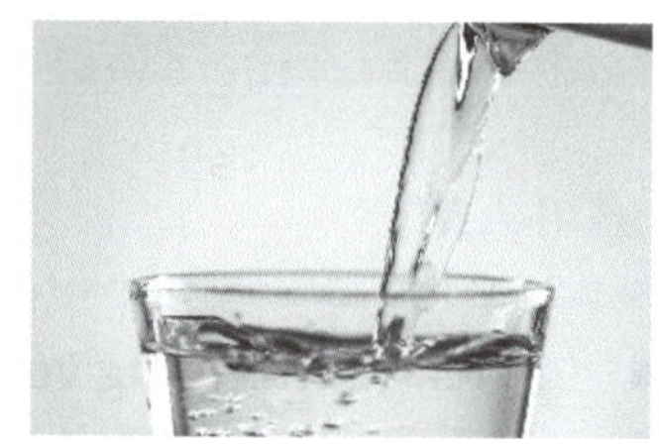

Kaugummi kauen

Bewegung führt zur Aktivierung der Speicheldrüsen.

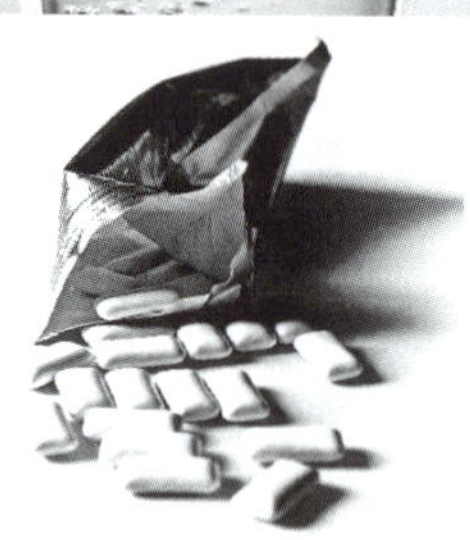

Saure Bonbons lutschen

Säure führt zur Aktivierung der Ohrspeicheldrüsen.

Warme Kompressen

Legen Sie eine feucht-warme, aber nicht heiße Kompresse oder einen Waschlappen auf die Wange unmittelbar vor den Ohren. Moderate Wärme öffnet den Ausführungsgang der Ohrspeicheldrüse.

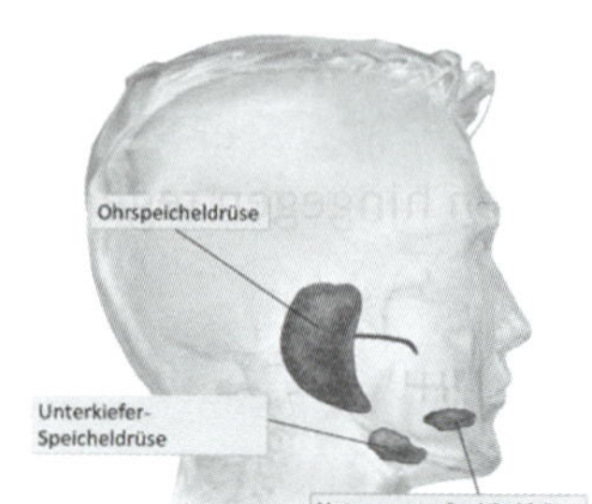

Selbstmassage

Legen Sie die Finger auf beide Wangen, sodass der Zeigefinger unmittelbar vor den Ohren liegt. Kreisen Sie dreimal mit den Fingerspitzen sachte auf der Ohrspeicheldrüse. Streichen Sie dann vom Ohr in Richtung Mundwinkel. Wiederholen Sie Kreisen und Streichen mehrere Male.

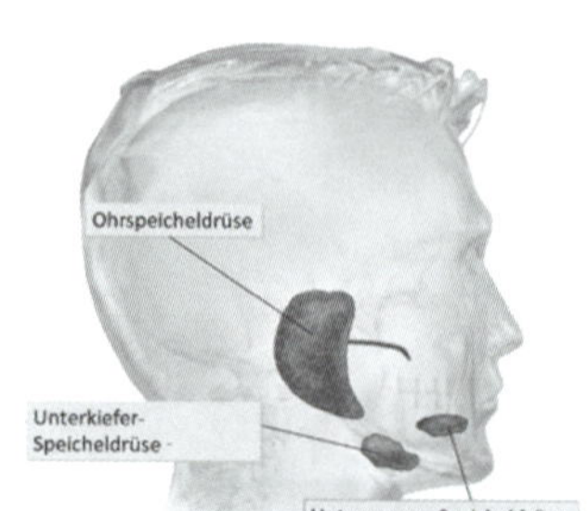

→ **ZIEL:** Verbesserung der Aktivität der Speicheldrüsen und Abbau von Mundtrockenheit

Anmerkungen zu „Abhilfe bei zu wenig Speichel oder Mundtrockenheit“

ZIEL

Reduktion von Xerostomie und Verbesserung der Lebensqualität durch Reduktion der Mundtrockenheit beim Schlucken, Sprechen und im Schlaf

VERFAHREN

☒ Beratung ☐ Restitution ☐ Kompensation ☐ Adaptation

WIRKUNGSWEISE

Eine Strahlendosis von mehr als 25 Gy führt zu einer vorübergehenden Schädigung der Speicheldrüsen, eine Entfernung von Speicheldrüsen reduziert ebenfalls das Speichelvolumen. Das Restgewebe kann durch Bewegungen wie Kauen oder Massage zu vermehrter Produktion angeregt werden.

INDIKATION

- (Teil-)Entfernung von Speicheldrüsen
- bei Bestrahlung von Speicheldrüsen

KONTRAINDIKATION

Entfernung der Glandula parotidea (Ohrspeicheldrüse) beidseits

WICHTIG

In Ruhe wird die Mundfeuchtigkeit zu 70 % durch ein seromuköses Sekret aus der G. submandibularis erzeugt. Beim Essen ist die Ausschüttung von Speichel deutlich höher und flüssiger als in Ruhe: 1 – 3,5 ml/Minute im Vergleich zu 0,25 – 1 ml/Minute. Dabei wird 60 % eines serösen Sekrets von der G. parotis ausgeschüttet.
Wässriger Speichel wird durch salzige, saure oder mild würzige Speisen angeregt. Milchige oder süße Speisen hingegen regen die seromukösen Drüsen an.

VARIATIONSMÖGLICHKEIT und KOMBINATIONSMÖGLICHKEITEN

Das Wohlbefinden kann außerhalb der Esssituation auch durch Massage des Mundbodens und Aktivierung der G. submandibularis und sublingualis verbessert werden.

BEMERKUNGEN

Xerostomie entspricht einer subjektiv wahrgenommenen Mundtrockenheit und muss nicht zwingend mit einer objektiven Messung übereinstimmen.

EIGENE NOTIZEN

67 Abhilfe bei trockener Mundschleimhaut

Sowohl nach einer Operation als auch nach einer Radiotherapie können Sie unter einer störenden Mundtrockenheit, einer sogenannten Xerostomie, leiden.

Die nachfolgenden Tipps und Tricks können Ihnen helfen, dass sich Ihr Mundraum angenehmer anfühlt. Nehmen Sie sich Zeit, Verschiedenes auszuprobieren, um die wirksamsten Produkte herauszufinden.

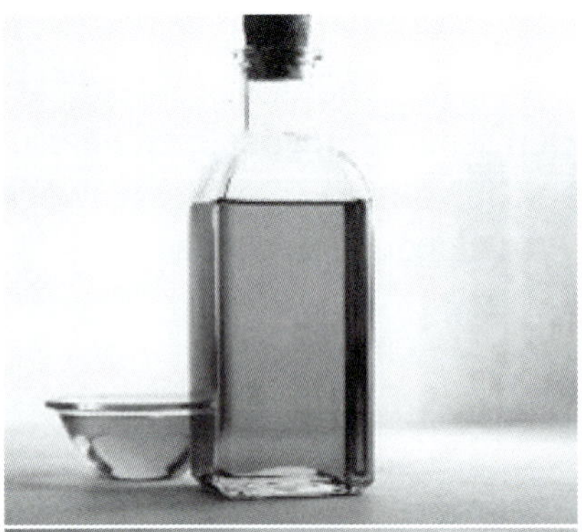

Öl

Spülen Sie den Mund mit Leinöl oder Olivenöl aus. Spucken Sie nach dem Ölschaukeln aus. Probieren Sie das Ölen des Mundraumes auch unmittelbar vor dem Essen aus. Wenn Sie mögen, können Sie auch etwas Öl schlucken.

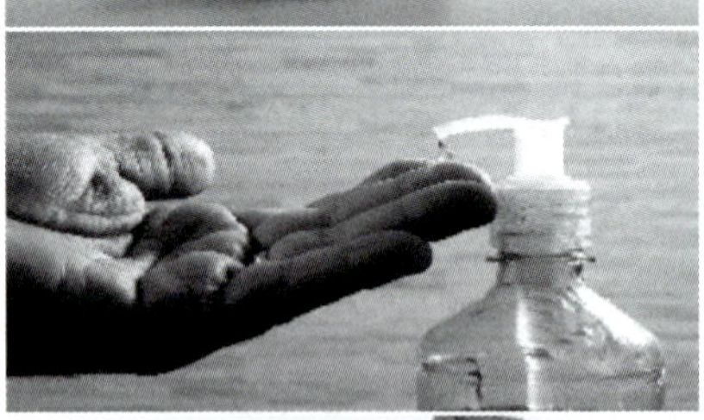

Aldiamed Mundgel

Das Mundgel wurde mit Bestandteilen der Aloe vera Pflanze entwickelt, um einen langanhaltenden Feuchtefilm über eine ausgetrocknete Schleimhaut zu legen. Verteilen Sie das Gel mit der Fingerkuppe im gesamten Mundraum.

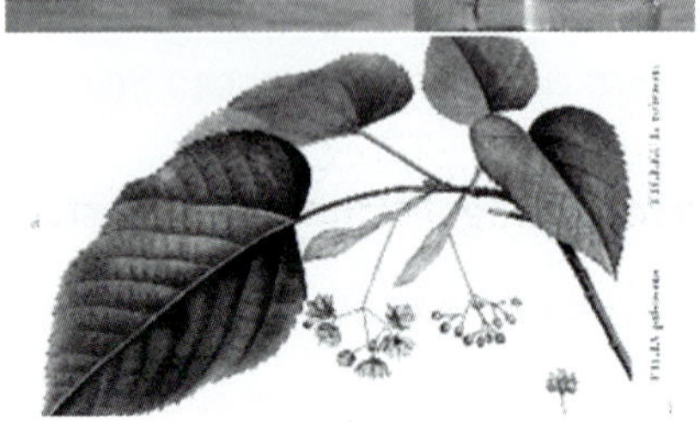

Lindenblütentee

Lindenblütentee enthält Schleimstoffe und wirkt gleichzeitig entzündungshemmend.
Meiden sollten Sie hingegen Kamille, Salbei oder Pfefferminze, da diese austrocknend wirken.

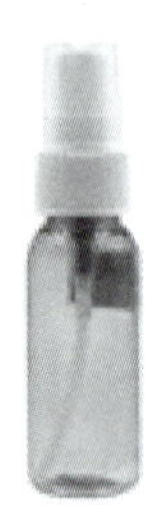

Spray oder Flachmann

Kaufen Sie zur regelmäßigen Befeuchtung der Mundhöhle ein Mineralwasser-Gesichtsspray (beispielsweise von Evian oder Avène) in der Drogerie. Oder kaufen Sie dort eine leere Sprayflasche, die Sie mit frischem Wasser oder Lindenblütentee befüllen. Sprayen Sie nach Bedarf oder nehmen Sie kleine Wasserschlucke aus einem Flachmann.

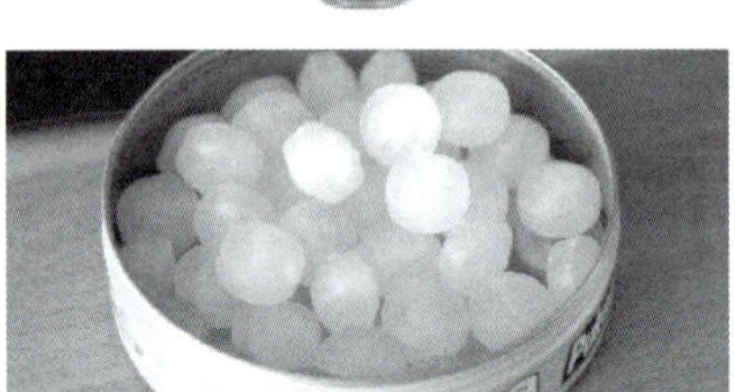

Befeuchtende Bonbons lutschen

Lutschen Sie schleimhautbefeuchtende Pastillen ohne Zucker, wie z.B GeloRevoice oder islamed voice. Meiden Sie hingegen austrocknende Bonbons mit Salbei, Pfefferminze oder Eukalyptus.

→ **ZIEL:** Alternativen zur Befeuchtung der Mundschleimhaut, wenn Speichelersatzsprays nicht helfen

Anmerkungen zu „Abhilfe bei trockener Mundschleimhaut“

ZIEL
Alternativen anbieten, da die wenigsten Patienten mit den Speichelersatzsprays zurechtkommen

VERFAHREN
☒ Beratung ☐ Restitution ☐ Kompensation ☐ Adaptation

WIRKUNGSWEISE
Nach wie vor ist auf dem Markt kein Produkt erhältlich, das Xerostomie anhaltend lindert und von allen Patienten geschätzt wird.
Es sind jedoch diverse Möglichkeiten vorhanden, die die orale Feuchtigkeit erhöhen und dem Patienten auch schmecken können.

INDIKATION
- Xerostomie

KONTRAINDIKATION
Großes Aspirationsrisiko

WICHTIG
Viele Patienten brauchen Unterstützung und Beratung beim Ausprobieren der verschiedenen Produkte.

VARIATIONSMÖGLICHKEIT und KOMBINATIONSMÖGLICHKEITEN
Mit den Maßnahmen „Abhilfe bei zu wenig Speichel oder Mundtrockenheit“ kombinieren.

BEMERKUNGEN
Bei störender Mundtrockenheit nachts ist ein Versuch mit Aldiamed Mundgel empfehlenswert.

EIGENE NOTIZEN

68 Schmerzprotokoll

Notieren Sie hier, wo Sie seit der Tumorbehandlung Schmerz verspüren:
Beschreiben Sie, wie sich der Schmerz anfühlt (dumpf, klopfend, stechend, ...):

Klassifizieren Sie den Schmerz anhand dieser Skala und schreiben Sie gegebenenfalls Notizen dazu:

kein Schmerz										stärkster vorstellbarer Schmerz
0	**1**	**2**	**3**	**4**	**5**	**6**	**7**	**8**	**9**	**10**
	☺				😐					☹

TAG	6 – 12 Uhr	12 – 18 Uhr	18 – 24 Uhr	24 – 6 Uhr
Beispiel	*0*	*3 stärker n. Essen*	*6 stärker n. Essen*	*3*
Montag				
Dienstag				
Mittwoch				
Donnerstag				
Freitag				
Samstag				
Sonntag				

Notizen:

→ **ZIEL:** Übersicht über Schmerzstärke während einer Woche und Identifizierung möglicher Trigger

Anmerkungen zu „Schmerzprotokoll“

ZIEL

Durch eine Reduktion von etwaigen Schmerzen, durch eine Veränderung der Schmerzmedikation die Mitarbeit während der Therapie verbessern, das Wohlbefinden des Patienten steigern und die Bereitschaft zum Schlucken erhöhen

VERFAHREN

☒ Beratung ☐ Restitution ☐ Kompensation ☐ Adaptation

WIRKUNGSWEISE

Die Schmerzwahrnehmung ist subjektiv und wird gemäß verschiedenen Erhebungen in den ärztlichen Kontrollen häufig nur marginal oder gar nicht besprochen. Da die Schlucktherapeutin viel Zeit mit dem Patienten verbringt, fällt ihr oft eine zusätzliche Rolle zu. Sie muss gelegentlich dafür kämpfen, damit dem Patienten eine konsequente medikamentöse Behandlung nach WHO-Richtlinien zukommen kann.

INDIKATION

- Schmerzen
- unzureichende Schmerzmedikation

KONTRAINDIKATION

Kognitive Einschränkung

WICHTIG

nozizeptiver Schmerz

- Medikamentöse Behandlung mit Opioiden und Nichtopioiden möglich
- Schmerzquellen: Knochen, Haut, Schleimhaut, Bänder, Muskeln (entzündlich veränderte oder ischämische Strukturen)

neurogener Schmerz

- Kombinierte medikamentöse Behandlung mit Antidepressiva, Antiepileptika, Stereoiden nötig
- Schmerzquelle: im Nervensystem selbst durch entzündliche, toxische oder traumatische Schädigung peripherer Nerven

VARIATIONSMÖGLICHKEIT und KOMBINATIONSMÖGLICHKEITEN

In manchen Fällen können haltungsfördernde Turnübungen, Selbstmassage oder Physiotherapie in anderen Fällen moderater Sport, Yoga, Akupunktur oder psychotherapeutische Sitzungen zur Krankheitsbewältigung schmerzabbauend wirken.

BEMERKUNGEN

EIGENE NOTIZEN

69 Gewichtsprotokoll

Unmittelbar vor, während und nach einer Operation oder Radiochemotherapie zur Bekämpfung eines Kopf-/Halstumors ist eine optimale Ernährung zur Wiederherstellung der Gesundheit äußerst wichtig. Der Gewichtsverlust sollte möglichst gering gehalten werden.
Eine Ernährungsberatung hilft Ihnen bei der Zusammenstellung Ihrer Mahlzeiten und berechnet Ihren momentanen Bedarf an Makro- und Mikronährstoffen, der in der Rehabilitationsphase anders ist als die Bedürfnisse einer gesunden Person.

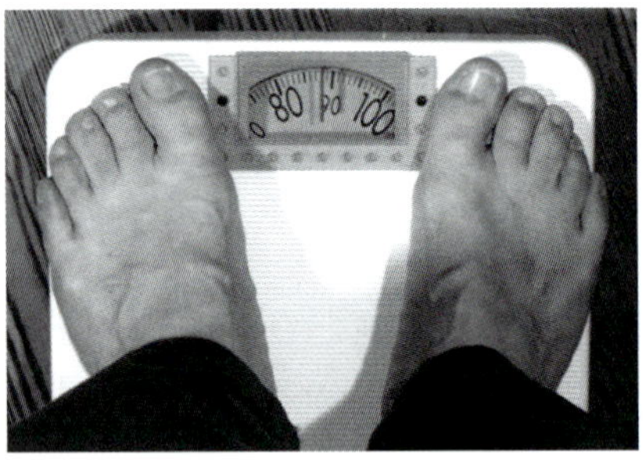

- Wiegen Sie sich einmal wöchentlich zur selben Tageszeit.
- Notieren Sie Ihr Gewicht in der untenstehenden Tabelle.

Woche/Datum	Gewicht und Bemerkungen
1	
2	
3	
4	
5	
6	
7	
8	
9	
10	
11	
12	
13	
14	

→ **ZIEL:** Vermeiden von Gewichtsverlust während der Phase der Rekonvaleszenz

Anmerkungen zu „Gewichtsprotokoll“

ZIEL

Gewichtsverlust vermeiden oder bereits erfolgten Gewichtsverlust stoppen

VERFAHREN

☒ Beratung ☐ Restitution ☐ Kompensation ☐ Adaptation

WIRKUNGSWEISE

Eine wöchentliche Gewichtskontrolle hilft etwaige Komplikationen, die durch eine Mangelernährung hervorgerufen werden können und die Rekonvaleszenz verlangsamen oder unterbrechen können, frühzeitig zu erkennen.

INDIKATION

- vor, während und nach Behandlung eines Kopf-/Halskarzinoms

KONTRAINDIKATION

Langfristig stabiles Körpergewicht

WICHTIG

Sowohl nach Chirurgie als auch nach Radiochemotherapie benötigt der Körper zur Heilung eine eiweißreiche Ernährung. Das Zehren von körpereigenen Fettreserven ist ungünstig. Eine Mangelernährung führt bereits nach wenigen Tagen zum Abbau von Muskelmasse insbesondere des Schluckapparates und erschwert damit die Wiederherstellung der Schluckfunktion.

VARIATIONSMÖGLICHKEIT und KOMBINATIONSMÖGLICHKEITEN

Interdisziplinäre Zusammenarbeit mit einer Ernährungsberaterin ermöglicht die Bedarfsdeckung in Anlehnung an den jeweiligen Stand der Schluckfunktion (volloral, teiloral, texturmodifiziert, sondenabhängig).

BEMERKUNGEN

Ein Gewichtsverlust kann ein Hinweis auf Mangelernährung, ein Rezidiv oder andere Ursachen sein!

EIGENE NOTIZEN

70 Temperaturprotokoll

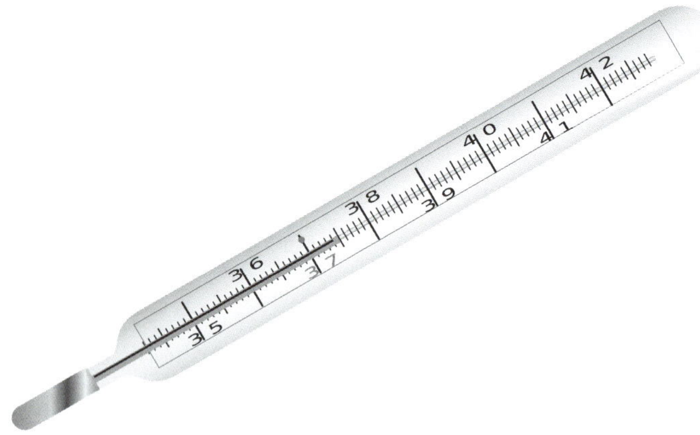

Messen und notieren Sie Ihre Körpertemperatur:

☐ morgens, um ________ Uhr

☐ abends, um ________ Uhr

Werte Körpertemperatur:

- 36,3 – 37,4 °C normale Temperatur
- 37,5 – 38,0 °C erhöhte Temperatur
- ab 38,1 °C Fieber

Tag, Datum	Temperatur
MO	
DI	
MI	
DO	
FR	
SA	
SO	

Tag, Datum	Temperatur
MO	
DI	
MI	
DO	
FR	
SA	
SO	

Tag, Datum	Temperatur
MO	
DI	
MI	
DO	
FR	
SA	
SO	

Tag, Datum	Temperatur
MO	
DI	
MI	
DO	
FR	
SA	
SO	

→ **ZIEL:** Früherkennung von möglichen Komplikationen

Anmerkungen zu „Temperaturprotokoll“

ZIEL
Beim Kostaufbau von Patienten mit nachgewiesener Penetration und Aspiration eine Aspirationspneumonie frühzeitig erkennen und sekundäre Komplikationen vermeiden

VERFAHREN
☒ Beratung ☐ Restitution ☐ Kompensation ☐ Adaptation

WIRKUNGSWEISE
Ein regelmäßiges tägliches Erfassen der Temperatur zur gleichen Zeit und mit der identischen Messmethode ermöglicht die frühe Erkennung von Veränderungen der Körpertemperatur.

INDIKATION
- Patienten, die größere Mengen an Speichel, Nahrung oder Flüssigkeit penetrieren oder aspirieren
- Patienten mit beeinträchtigtem Allgemeinzustand

KONTRAINDIKATION
Keine

WICHTIG
Eine Lungenentzündung kann auch ohne das Auftreten von Fieber vorkommen!

VARIATIONSMÖGLICHKEIT und KOMBINATIONSMÖGLICHKEITEN

BEMERKUNGEN
Die Körpertemperatur schwankt normalerweise und ist in der Regel morgens etwas tiefer als nachmittags.

EIGENE NOTIZEN

71 **Getränkeprotokoll**

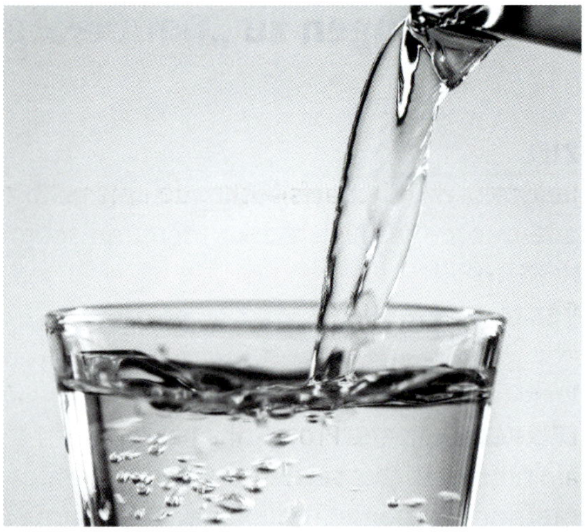

Trinken Sie mindestens 1 ½ Liter pro Tag.

Setzen Sie für alle Getränke pro Deziliter (1 dl = 100 ml) einen Strich ins untenstehende Protokoll. Tragen Sie auch Flüssigkeiten ein, die Sie über Sonde einnehmen.

Meine Tasse entspricht: ________ Deziliter

Mein Glas entspricht: ________ Deziliter

TAG	6 – 12 Uhr	12 – 18 Uhr	18 – 24 Uhr	24 – 6 Uhr	TOTAL
Beispiel	*IIIIII*	*IIIII*	*IIIII*	*I*	*17 dl*
Montag					
Dienstag					
Mittwoch					
Donnerstag					
Freitag					
Samstag					
Sonntag					

→ **ZIEL:** Kontrolle der Flüssigkeitsbilanz

Anmerkungen zu „Getränkeprotokoll“

ZIEL
Jederzeit eine bedarfsdeckende Flüssigkeitsbilanz einnehmen

VERFAHREN
☒ Beratung ☐ Restitution ☐ Kompensation ☐ Adaptation

WIRKUNGSWEISE
Das Führen eines Protokolls kann die Motivation zu regelmäßiger und ausreichender Flüssigkeitsaufnahme verbessern und stabilisieren.

INDIKATION
- Patienten mit teilweiser oraler Flüssigkeitsaufnahme
- Patienten mit texturmodifizierter Flüssigkeitsaufnahme
- Patienten, die eine Schlucktechnik zum Trinken anwenden

KONTRAINDIKATION
Kognitive Einschränkung

WICHTIG
Für den Körper ist stilles oder leicht kohlensäurehaltiges Mineralwasser ideal. Wenn ein Mensch jedoch Wasser nicht mag, dann kann er die erforderliche Flüssigkeitsmenge gegebenenfalls leichter erreichen, wenn er eine Tasse Kaffee genießt, unterschiedliche Teesorten ausprobiert oder stark verdünnten Fruchtsaft oder Sirup trinkt.

VARIATIONSMÖGLICHKEIT und KOMBINATIONSMÖGLICHKEITEN
Je nach körperlicher Betätigung, Klima oder Zusatzerkrankung ist eine größere Flüssigkeitsmenge nötig. Beziehen Sie gegebenenfalls die Ernährungsberatung mit ein.
Im App-Store sind diverse, teilweise kostenlose Applikationen zur Überwachung und Erinnerung an eine ausreichende Flüssigkeitsaufnahme erhältlich.
Beispiel: „Mein Wasser“ von Victor Sharov für iPhone und Android

BEMERKUNGEN
Ernährungsexperten wenden für gesunde Erwachsene eine einfache Regel an, um zu berechnen, wie viel Flüssigkeit der Körper während eines Tages benötigt: 30 Milliliter pro Kilo Körpergewicht oder 1 Milliliter pro aufgenommene Kilokalorie. Dies entspricht bei einer Tageseinnahme von 2000 kcal 2 Liter Flüssigkeit.

EIGENE NOTIZEN

72 Essprotokoll für Einsteiger

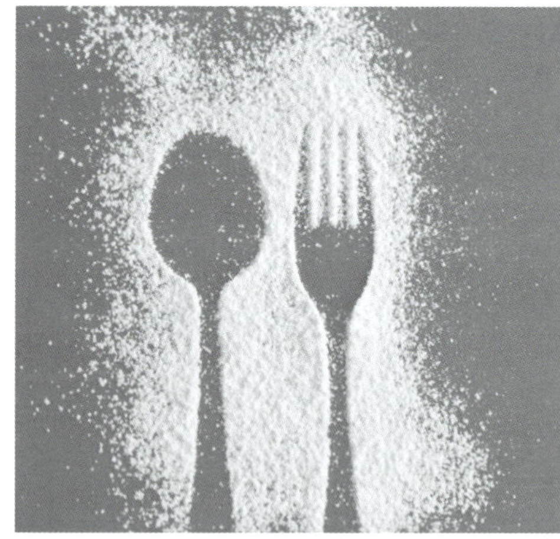

Um den Aufbau der Ernährung schrittweise und ohne Gefährdung Ihrer Lunge zu planen, ist ein Protokoll des Essens empfehlenswert.

WANN?	WAS?	WIE VIEL?	BEMERKUNG ☺☹
15.6. / 12 Uhr	*Apfelmus*	*6 TL*	*ohne Verschlucken ☺*

→ **ZIEL:** Erfassen des Kostaufbaus zur weiteren Therapieplanung

Anmerkungen zu „Essprotokoll für Einsteiger“

ZIEL
Motivation und Kontrolle der ersten Stufen eines Kostaufbaus zur Planung der weiteren Schritte

VERFAHREN
☒ Beratung ☐ Restitution ☐ Kompensation ☐ Adaptation

WIRKUNGSWEISE
Einbezug der subjektiven Sicht beim Essen von Kleinmengen.
Klare Vorgaben (beispielsweise 4 x täglich 3 Teelöffel Apfelmus) zum eigenständigen Schlucktraining mit Kost reduzieren Angst und bauen Selbstvertrauen auf.

INDIKATION
- eigenständiges Einnehmen von oraler, texturmodifzierter Kost
- vor Ausbau der oralen Nahrungsaufnahme
- Rückmeldung über selbstständige Umsetzung einer eingeübten Schlucktechnik

KONTRAINDIKATION
Falls das selbstständige Einnehmen mittels kompensatorischer und adaptiver Maßnahmen noch nicht ausreichend effizient und sicher erfolgt

WICHTIG
Frühes Training des kompletten Schluckablaufes ist Erfolg versprechender als alleiniges restituierendes Training.

VARIATIONSMÖGLICHKEIT und KOMBINATIONSMÖGLICHKEITEN
In Kombination mit Schlucktechnik oder Haltungsänderung und mit dem als sicher eingestuften IDDSI-Level

BEMERKUNGEN
Tipp: täglich die vorgegebene Menge um einen Teelöffel steigern.

EIGENE NOTIZEN

73 Essprotokoll für Fortgeschrittene

Um den weiteren Aufbau der Ernährung zu planen, ist ein Protokoll des Essens empfehlenswert.

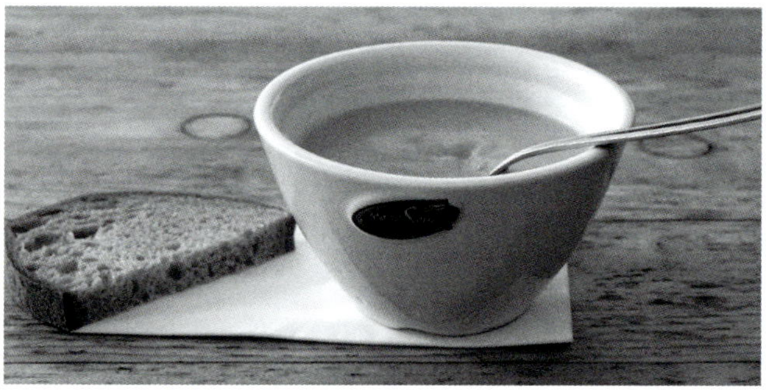

WANN?	WAS?	WIE VIEL?	BEMERKUNG ☺☹
14.7. / 9 Uhr	*Joghurt stichfest, Brot in Kaffee getunkt*	*½ Becher 5 Bissen*	*danach Kiefergelenkschmerz ☹*

→ **ZIEL:** Erfassen des Kostaufbaus und der oralen Nahrungsbilanz

Anmerkungen zu „Essprotokoll für Fortgeschrittene“

ZIEL

Auf- und Ausbau der oralen Kost und etwaiger Abbau der Sondenkost

VERFAHREN

☒ Beratung ☐ Restitution ☐ Kompensation ☐ Adaptation

WIRKUNGSWEISE

Um die Menge, die Konsistenz und das Tempo zum Ausbau der oralen Kost erfolgreich zu steigern, ist neben den Resultaten der bildgebenden Kontrolle des Schluckaktes auch die Rückmeldung des Patienten wichtig.

INDIKATION

- erfolgreiches Schlucken von Kleinstmengen
- Ausbau der oralen Kost

KONTRAINDIKATION

Unmöglichkeit des selbstständigen Trainings aufgrund von Angst oder des inkorrekten Umsetzens von Vorgaben

WICHTIG

Sobald die orale Aufnahme ansteigt, soll in Zusammenarbeit mit der Ernährungsberatung ein Abbau der Sondennahrung oder das Angebot zusätzlicher hochkalorischer Zwischenmahlzeiten geplant werden.

VARIATIONSMÖGLICHKEIT und KOMBINATIONSMÖGLICHKEITEN

BEMERKUNGEN

EIGENE NOTIZEN

Literatur

Ali, G., Laundl, K. L., Wallace, D. J & deCarle, I. (1996). Influence of Cold Stimulation on the Normal Pharyngeal Swallow Response. Dysphagia, 11(1), 2-8. doi: 10.1007/BF00385791

Amin, M. B., Edge, S. B., Greene, F. L., Byrd, D. R., Brookland, R. K., Washington, M. K., ... & Sullivan, D. C. (2017). AJCC cancer staging manual (8. edition): Springer.

Baijens, L. W. J., Walshe, M., Aaltonen, L.-M., Arens, C., Cordier, R., Cras, P., ... & Clavé, P. (2021). European white paper: oropharyngeal dysphagia in head and neck cancer. European Archives of Oto-Rhino-Laryngology, 278(2), 577-616. doi:10.1007/s00405-020-06507-5

Bartolome, G. (1999). Funktionelle Dysphagietherapie (FDT). Sprache Stimme Gehör, 23, 35-44.

Bartolome, G. & Schröter-Morasch, H. (Hrsg). (2014). Schluckstörungen Diagnostik und Rehabilitation. 5. Aufl. München: Urban & Fischer.

Bartolome, G. & Schröter-Morasch, H. (2022). Schluckstörungen: Interdisziplinäre Diagnostik und Rehabilitation: Elsevier Health Sciences.

Bastian, R. W. (1991). Videoendoscopic evaluation of patients with dysphagia: an adjunct to the modified barium swallow. Otolaryng Head Neck Surg., 104, 339-350.

Beall, J., Hill, E. G., Armeson, K., Garand, K. L. F., Davidson, K. H. & Martin-Harris, B. (2020). Classification of Physiologic Swallowing Impairment Severity: A Latent Class Analysis of Modified Barium Swallow Impairment Profile Scores. Am J Speech Lang Pathol, 29(2s), 1001-1011. doi:10.1044/2020_ajslp-19-00080

Bianchi, C. & Cantarella, G. (2011). Chronic aspiration without pulmonary complications after partial laryngectomy: long-term follow-up of two cases. Dysphagia, 26(3), 332-336. doi:10.1007/s00455-010-9299-8

Böhme, G. (1997). Sprach-, Sprech-, Stimm- und Schluckstörungen: Klinik. 3. Aufl. München: Urban & Fischer, Bd. 1.

Bülow, M., Olsson, R. & Ekberg, O. (1999). Videomanometric Analysis of Supraglottic Swallow, Effortful Swallow, and Chin Tuck in Healthy Volunteers. Dysphagia, 14, 67-72.

Curschellas, C., Clausnitzer, R. & Clausnitzer, V. (1998). Muskelfunktionsübungen im orofacialen Bereich. 4. Aufl. Bern: Edition SZH.

Denk, D.-M. & Kaider, A. (1997). Videoendoscopic Biofeedback: A Simple Method to Improve the Efficacy of Swallowing Rehabilitation of Patients after Head and Neck Surgery. ORL, 59, 100-105.

Denk, D.-M., Swoboda, H., Schima, W. & Eibenberger, K. (1997). Prognostic Factors for Swallowing Rehabilitation Following Head and Neck Cancer Surgery. Acta Otolaryngol., 117(5), 769-774.

Di Santo, D., Bondi, S., Giordano, L., Galli, A., Tulli, M., Ramella, B. & Bussi, M. (2019). Long-term Swallowing Function, Pulmonary Complications, and Quality of Life after Supracricoid Laryngectomy. Otolaryngol Head Neck Surg, 194599819835189. doi:10.1177/0194599819835189

Forastiere, A. A., Goepfert, H. & Maor, M. (2003). Concurrent chemotherapy and radiotherapy for organ preservation in advanced laryngeal cancer. N Engl J Med., 349(22), 2091-2098.

Fujiu, M. & Logemann, J. (1996). Effect of a Tongue-Holding Manoeuvre on Posterior Pharyngeal Wall Movement during Deglutition. American Journal Speech Language Pathology, 5, 23-30.

Fujiu, M., Logemann, J. & Pauloski, B. (1995). Increased Postoperative Posterior Pharyngeal Wall Movement in Patients with Anterior Oral Cancer. American Journal Speech Language Pathology, 4, 24-30.

Gaziano, J. E. (2002). Evaluation and Management of Oropharyngeal Dysphagia in Head and Neck Cancer. Cancer Control, 9(5), 400-409.

Glassburn, D. L. & Deem, J. F. (1998). Thickener Viscosity in Dysphagia Management: Variability among Speech-Language Pathologists. Dysphagia, 13(4), 218-222.

Hartmann, S., Delank, W. & Weber, U. (1996). Diagnostik und Therapie der Dysphagie nach horizontalen Kehlkopfteilresektionen. HNO, 44, 258-263.

Herbst, W. (2008). Neurogene Dysphagien und ihre Therapie bei Patienten mit Trachealkanüle. 4. Aufl. Idstein: Schulz-Kirchner.

Herbst, W. (2009). Dysphagie: Schluckstörungen nach Schlaganfall und Schädel-Hirn-Trauma. 3. Aufl. Idstein: Schulz-Kirchner.

Hotzenköcherle, S. (2018). Kö.Be.S Onkologie, Kölner Befundsystem für Schluckstörungen bei Patienten mit einem Plattenepithelkarzinom des Mundes, des Rachens und des Kehlkopfes. https://www.prolog-shop.de/shop/erworbene-sprach-sprech-stimm-und-schluckstoerungen/diagnostik-erworbene-stoerungen/5374/koe.be.s.-onkologie.

Hudson, H., Daubert, C. & Mills, R. (2000). The Interdependency of Protein-Energy Malnutrition, Aging and Dysphagia. Dysphagia, 15(1), 31-38.

Jäghagen, E. L., Bodin, I. & Isberg, A. (2008). Pharyngeal swallowing dysfunction following treatment for oral and pharyngeal cancer-association with diminished intraoral sensation and discrimination ability. Head and Neck, 30(10), 1344-1351.

Kaatzke-McDonald, M., Post, E. & Davis, P. (1996). The Effects of Cold, Touch and Chemical Stimulation of the Anterior Faucial Pillar on Human Swallowing. Dysphagia, 11(3), 198-206.

Kendall, K. A., McKenzie, S., Leonard, R. J., Goncalves, M. I. & Walker, A. (2000). Timing of Events in Normal Swallowing: A Videofluoroscopic Study. Dysphagia, 15(2), 74-83.

Kotz, T., Costello, R., Li, Y. & Posner, M. R. (2004). Swallowing Dysfunction after Chemoradiation for advanced squamous cell Carcinoma of the head and neck. Head and Neck, 26(4), 365-372.

Langerman, A., MacCracken, E. & Kasza, K. (2007). Aspiration in Chemoradiated Patients with head and neck cancer. Arch Otolaryngol head neck surg., 133(12), 1289-1295.

Lazarus, C. L. (2009). Effects of chemoradiotherapy on voice and swallowing. Curr Opin Otolaryngol Head Neck Surg., 17(3), 172-178.

Leigh, J. H., Oh, B. M., Seo, H. G., Lee, G. J., Min, Y., Kim, K., Lee, J. C. & Han, T. R. (2015). Influence of the chin-down and chin-tuck maneuver on the swallowing kinematics of healthy adults. Dysphagia, 30(1), 89-98.

Levendag, P. C. et al. (2007). Dysphagia disorders in patients with cancer of the oropharynx are significantly affected by the radiation therapy dose to the superior and middle costrictor muscle: a dose-effect relationship. Radiother Oncol. 85(1), 64-73.

Lippert, H. (2000). Lehrbuch Anatomie. München: Urban & Fischer.

Logemann, J. A. (1987). Assessment of Swallowing Physiology: Videofluoroscopic Study of Oropharyngeal Deglutition. s.l.: Northwestern University, 1987.

Logemann, J. A. (1989). Guidelines for Safe and Efficient Feeding of Patients with Oropharyngeal Dysphagia. Broschüre: s.n., 1989.

Logemann, J. A. (1996). Preswallow Sensory Input: 1st Importance to Dysphagic Patients and Normal Individuals. Dysphagia, 11(1), 9-10.

Logemann, J. A. (1998). Evaluation and Treatment of Swallowing Disorders. 2nd. Austin: pro ed.

Logemann, J. A. (1999). Behavioral Management for Oropharyngeal Dysphagia. Folia Phoniatrica et Logopaedica. 51(4-5), 199-212.

Lütolf, U. (1999). Skriptum Radio-Onkologie. Departement Med. Radiologie: Universitätsspital Zürich.

Marur, S. & Forastiere, A. A. (2008). Head and Neck Cancer: Changing Epidemiology, Diagnosis and Treatment. Mayo Clin Proc., 83(4), 489-501.

Motzko, M., Mlynczak, U. & Prinzen, C. (2004). Stimm- und Schlucktherapie nach Larynx- und Hypopharynxkarzinomen. München: Elsevier.

Nawka, T. & Wirth, G. (2008). Stimmstörungen, Für Ärzte, Logopäden, Sprachheilpädagogen und Sprechwissenschaftler. Köln: Deutscher Ärzte-Verlag.

Nestle-Nutrition-Services (1998). Nutritional Management in Dysphagia, Use of texture modified foods to maintain adequate nutrition. Broschüre: Nestle.

Nguyen, N. P., Moltz, C. C., Frank, C., Vos, P. Smith, H. J., ... & Sallah, S. (2004). Dysphagia following chemoradiation for locally advanced head and neck cancer. Annals of Oncology, 15(3), 383-388.

Nguyen, N. P., Smith, H. J. & Sallah, S. (2007). Evaluation and management of swallowing dysfunction following chemoradiation for head and neck cancer. Curr Opin Otolaryngol Head Neck Surg., 15(2), 130-133.

Pelletier, C. (1997). A Comparison of Consistency and Taste of Five Commercial Thickeners. Dysphagia, 12(2), 74-78.

Schalch, F. (1999). Schluckstörungen und Gesichtslähmung. 5. Aufl. München: Urban & Fischer.

Schindler, A., Denaro, N., Russi, E. G., Pizzorni, N., Bossi, P., Merlotti, A., ... & Murphy, B. (2015). Dysphagia in head and neck cancer patients treated with radiotherapy and systemic therapies: Literature review and consensus. Crit Rev Oncol Hematol, 96(2), 372-384. doi:10.1016/j.critrevonc.2015.06.005

Schram, G. (2002). Periphere Fazialistherapie. Zürich: unveröffentlichte Arbeit.

Schröter-Morasch, H., Bartolome, G., Troppmann, N. & Ziegler, W. (1999). Values and Limitations of Pharyngolaryngoscopy (transnasal, transoral) in Patients with Dysphagia. Folia Phoniatrica et Logopaedica. 51(4-5), 172-182.

Shaker, R., Kern, M., Bardan, E., Taylor, A., Stewart, E. T., Hoffmann, R. C., ... & Bonnevier, J. (1997). Augmentation of deglutitive upper esophageal sphincter opening in the elderly by exercise. American Journal of Physiology, 272, 1518-1522.

Simonelli, M., Ruoppolo, G., de Vincentiis, M., Di Mario, M., Calcagno, P., Vitiello, C., ... & Gallo, A. (2010). Swallowing ability and chronic aspiration after supracricoid partial laryngectomy. Otolaryngol Head Neck Surg., 142(6), 873-878. doi:10.1016/j.otohns.2010.01.035

Stanschus, S. (2002). Methoden in der Klinischen Dysphagiologie. Idstein: Schulz-Kirchner.

Stanschus, S. (2000). Skriptum: Videofluoroskopie bei Dysphagie (Aufbaukurs). Karlsbad: Klinikum Karlsbad-Langensteinbach.

Stanschus, S. (2000). Videofluoroskopie und diätetische Maßnahmen bei Dysphagie. Forum Logopädie, 14, 7-14.

Teguh, D. H., Levendag, P. C., Sewnaik, A., Hakkesteegt, M. M., Noever, I, Voet, P., ... & Schmitz, P. I. M. (2008). Results of fiberoptic endoscopic evaluation of swallowing vs. radiation dose in the swallowing muscles after radiotherapy of cancer in the oropharynx. Radiother Oncol., 89(1), 57-63.

Tsukamoto, Y. (2000). CT Study of Closure of the Hemipharynx with Head Rotation in a Case of Lateral Medullary Syndrome. Dysphagia, 15(1), 17-18.

Wittekind, C. (2017). TNM-Klassifikation maligner Tumoren. 8. Aufl. Weinheim: Wiley-VCH.

Glossar

Alveolarkamm	Kieferkamm
amylaseresistent	eingedickte Flüssigkeit wird bei Kontakt mit dem Enzym Amylase im Speichel nicht abgebaut; stärkebasierte Andickungspulver hingegen können die Konsistenz im Mund nicht stabil halten und verflüssigen sich
anterior	anatomische Lagebezeichnung für vorn, vordere, davor gelegen
Aspiration	das Eindringen von flüssigen oder festen Stoffen unterhalb der Stimmlippen in die Luftröhre während des Schluckens
Atrophie	Rückgang der Größe/Masse von Körpergewebe, eines Organs oder eines Körperteils, oft aufgrund von Unterbelastung
Bolus	Bissen, schluckfertige Portion
Chordektomie	Entfernung der Stimmlippe(n)
Coating	Beläge der Schleimhaut, meist postdeglutitiv
Compliance	Bereitschaft und Motivation des Patienten zur aktiven Mitwirkung an therapeutischen und diagnostischen Maßnahmen
Cricohyoidopexie	rekonstruktive Operationstechnik zur Wiederherstellung des Kehlkopfverschlusses durch Hochzug des Kehlkopfrestes und dauerhafte Fixation ans Hyoid
Delay	verspätete Auslösung der pharyngealen Phase; als Beginn wird der „Hyoid-Burst" gewertet
Drooling	„Sabbern", Austritt von Nahrung aus dem Mundraum
Dysglossie	Sprechstörung aufgrund organischer/chirurgischer Veränderungen an den Artikulationsorganen im Gegensatz zur Dysarthrie, die auf eine neurologische Störung zurückzuführen ist
Dysphagie	Schluckstörung
Ektomie	bezeichnet die operative Entfernung eines Organs oder einer anatomischen Struktur: meist wird die entfernte Struktur davor genannt und zu einem Wort zusammengesetzt, z. B. Laryngektomie für Kehlkopfentfernung
Elevation	Anhebung
endolaryngeal	innerhalb des Kehlkopfs (Larynx) gelegen
enterale Ernährung	Nahrungszufuhr über den Magen-Darm-Trakt wie beispielsweise über eine Naso-Gastralsonde oder eine PEG-Sonde
Epiglottis	der Kehldeckel und Teil des Kehlkopfs; während der pharyngealen Phase wird sie durch Bewegung von Zungengrund, Kehlkopfkomplex und Schlundschnürer passiv umgelegt und dient dem Schutz der unteren Atemwege
Extension	Streckung oder Streckbewegung
Extraktion	bezeichnet in der Medizin eine Maßnahme, bei der eine anatomische Struktur herausgezogen wird, z. B. Zahnextraktion

extrinsisch	außerhalb, von außen her; so bezieht sich die extrinsische Larynxmuskulatur auf die äußeren Muskeln im Gegensatz zur inneren, also intrinsischen Muskulatur, welche die Stimmlippen bewegt; in der Psychologie versteht man unter extrinsischer Motivation einen von außen kommenden Antrieb
extrinsische Zungenmuskulatur	äußere Muskelgruppe, dazu zählen M. genioglossus, hyoglossus, styloglossus und palatoglossus; die extrinsische Muskulatur dient dazu, die Zunge herauszustrecken, zurückzuziehen, niederzudrücken und anzuheben
FEES	funktionelle/flexible endoskopische Evaluation des Schluckaktes
Fibrose	Gewebeverhärtung durch unkontrolliertes Wachstum von Bindegewebe
Fibrosierung	fortschreitender Prozess von Fibrosebildung
Finger-/Daumenbeere	der dem Fingernagel gegenüber liegende Weichteil der Fingerkuppe
Flap	Lappenplastik, ein Begriff aus der plastischen Chirurgie; beispielsweise kann ein Gewebelappen aus dem Unterarm genutzt werden, um nach einer Zungenteilresektion die Zunge zu rekonstruieren
Glandula parotidea	Ohrspeicheldrüse
Glandula sublingualis	Unterzungenspeicheldrüse
Glandula submandibularis	Unterkieferspeicheldrüse
Glossektomie	operative (Teil-)Entfernung der Zunge
Glottis	Stimmritze, gebildet durch die beiden Stimmlippen
Hemilaryngektomie	Kehlkopfteilresektion
Hyoid	Zungenbein
Hyoid-Burst	Beginn der Hyoid-Bewegung vorwärts-aufwärts als Zeichen des Beginns der pharyngealen Phase
Hypernasalität	„Näseln“; beim Sprechen entweicht zu viel Luft durch die Nase, die Laute klingen nasal
Hypersalivation	gesteigerte Speichelproduktion
Hypofunktion	Unterfunktion; Gegensatz ist die Hyperfunktion
Hypopharynx	Rachenanteil; unterhalb des Oropharynx oder Mundrachens gelegen, geht über in die Speiseröhre
in situ Karzinom	„am Ursprungsort“, bezeichnet einen bösartigen, jedoch streng begrenzten, langsam wachsenden Tumor, Tumor in seiner frühesten Form
intradeglutitiv	während des Schluckens; eine intradeglutitive Aspiration bedeutet beispielsweise Eindringen von Bolusteilen während der pharyngealen Phase
intraoperativ	während der Operation
intrinsisch	innen, von innen her, aus eigenem Antrieb; Gegensatz extrinsisch; oft wird der Begriff mit Muskulatur oder Motivation in Verbindung gebracht

intrinsische Zungen-muskulatur	Muskeln, die im Zungenkörper verlaufen, dazu zählen Musculus longitudinalis superior, M.verticalis linguae, M.transversus linguae und M.longitudinalis inferior; diese dienen dazu, die Form der Zunge zu verändern
Jugulum	kleine Vertiefung oberhalb des Brustbeins und zwischen den Schlüsselbeinen
Karzinom	bösartige Geschwulst, die vom Epithel ausgeht; Krebs; im Mund-/Rachenraum handelt es sich meist um Plattenepithelkarzinome
Konstriktoren	Schlundschnürer; drei für den Schluckakt wesentliche Muskeln im Rachenbereich: M. constrictor pharyngis superior, M. constrictor pharyngis medior, M. constrictor pharyngis inferior
kontraktiv	die Kontraktion betreffend, auf der Kontraktion beruhend; bezeichnet in der Medizin z. B. das Sichzusammenziehen von Muskeln
kostal	zu den Rippen gehörend, die Rippe(n) betreffend
kranial	kopfwärts, zum Kopf gehörend; in der Medizin wird der Begriff oft zur anatomischen Lagebezeichnung verwendet: kranial meint kopfwärts gelegen, während kaudal fußwärts bezeichnet
Kryotherapie	Kältetherapie, der therapeutische Einsatz von Kälte zur Schmerzreduktion oder Entzündungshemmung
kurative Therapie	zur kompletten Tumorzerstörung durch Chemoradiotherapie oder Entfernung durch Operation im Gegensatz zur palliativen Therapie
Larynx/laryngeal	Kehlkopf, den Kehlkopf betreffend
Leaking	unkontrolliertes Abgleiten von Bolusteilen anterior (aus den Lippen) oder posterior (über die Zungenbasis in den Rachen)
loco-regional	loco-regional (von den lateinischen Wörtern locus, „Ort“ oder „Lage“ und regio, „Gebiet“) bezieht sich auf ein Geschehen, das auf einen bestimmten Körperteil oder eine eng umgrenzte Körperregion beschränkt ist; so sind mit loco-regionalen Lymphknotenmetastasen Metastasen in unmittelbarer Nähe zum Primärtumor zu verstehen; das Gegenteil davon sind Fernmetastasen
Lumen(verengung)	bezeichnet den Hohlraum oder Innendurchmesser von röhrenförmigen Organen wie beispielsweise des Rachens oder des Kehlkopfs
Mandibula	Unterkiefer
Manometrie	Druckmessungen im Pharynx und Ösophagus: dazu wird ein Katheter mit Messsensoren durch Mund oder Nase in den Rachen, die Speiseröhre oder bis in den Magen vorgeschoben, um beispielsweise Störungen der Peristaltik oder der Speiseröhrensphinkter zu beurteilen
Mesopharyngektomie	operative Entfernung (Ektomie) von Gewebe im Mundrachen (auch Oropharynx genannt): dazu zählt der mittlere Rachenabschnitt ab dem Weichgaumen samt Mandeln und dem Zungengrund
Mesopharynx oder Oropharynx	mittlerer Teil des Rachens, unterhalb des Nasopharynx, übergehend in den Hypopharynx; wird auch Mundrachen genannt
Metabolismus	Stoffwechsel

mikrovaskulär	die kleinsten Blutgefäße, also Kapillaren, betreffend
Motilität	wird in der Medizin meist synonym für „Bewegungsfähigkeit" oder „Beweglichkeit" verwendet; der Begriff wird meist im Zusammenhang mit unwillkürlichen Bewegungsvorgängen wie beispielsweise der Peristaltik der Speiseröhre verwendet
Motoneurone	Nervenzellen des zentralen Nervensystems, die einen Muskel innervieren
Mukositis	Schleimhautentzündung
mukös	schleimig, im Gegensatz zum serösen Speichel, der eher wässrig ist
nasal	die Nase betreffend, zur Nase gehörend
neoadjuvante Therapie	im Kopf-/Halsbereich wird damit meist eine unterstützende (neoadjuvante) Radio(chemo)therapie vor Chirurgie zur Verkleinerung der Tumormasse verstanden, damit eine Operation möglich wird
Neuropathie	Erkrankung des peripheren Nervensystems
Ödem	Schwellung aufgrund von Flüssigkeitseinlagerung im Gewebe; im Zusammenhang mit Tumorbehandlungen handelt es sich um innere oder äußere Lymphödeme
Ösophagus	Speiseröhre
Ösophagussphinkter oberer	Schließmuskeln zur Lumenverengung zwischen Hypopharynx und Ösophagus; weil er aus drei Muskelanteilen besteht, wird gelegentlich auch der Begriff PÖS oder pharyngo-ösophageales Segment verwendet
Ösophagussphinkter unterer	Schließmuskel zur Lumenverengung zwischen Speiseröhre und Magen
oral	die Mundhöhle betreffend
Oralisation/ Oralisierung	Aufbau oder Wiederaufnahme von oraler Einnahme von Flüssigkeit, Speisen oder Medikamenten
Osteoradionekrose	mögliche Nebenwirkung einer Strahlentherapie im Kopf- und Halsbereich, in deren Folge Knochengewebe abstirbt, meist ist der Unterkieferknochen betroffen
palliative Therapie	zur Symptom-Linderung ohne Heilungsabsicht
Palpation	Untersuchung durch Tasten mit Fingern oder Händen
Paralyse	vollständige Lähmung eines Muskels
parenterale Ernährung	Nahrungszufuhr unter Umgehung des Magen-Darm-Traktes über Infusion
Parese	partielle Lähmung eines Muskels
Pathomechanismen	beschreiben die Kausalketten von Veränderungen oder Vorgängen, die zur Ausprägung von Krankheitssymptomen führen
Penetration	Eindringen von Material in den Kehlkopf bis zu den Stimmlippen (laryngeale Penetration) oder in die Nase (nasale Penetration)
peripher	in den äußeren Zonen des Körpers liegend; das periphere Nervensystem betreffend
Pexie	chirurgische Anheftung eines Organs oder einer Struktur an einer anderen Struktur
Pharynx/pharyngeal	Rachen/Schlund, den Pharynx betreffend

Philtrum	vertikale Einbuchtung zwischen Nase und Oberlippe
Phonation	Laut-, Stimmbildung; kontrollierte Erzeugung von Tönen
Pooling	meist wird damit eine Speichelansammlung in den Sinus piriformes als Folge eines Leakings bezeichnet; es handelt sich um ein prädeglutitives Symptom
postdeglutitiv	Symptom, das nach der pharyngealen Phase auftritt wie beispielsweise eine Penetration aus den Sinus piriformes über die hintere Kommissur nach Ende der Schluck-Apnoe
posterior	anatomische Lagebezeichnung für hintere, dahinter gelegen. Beispiel: Ein anterior-posteriorer Strahlengang beschreibt eine Durchleuchtung von Kinn bis zur Halswirbelsäule
prädeglutitiv	Symptom, das vor Auslösung der pharyngealen Phase auftritt, wie beispielsweise ein Leaking von Speichel oder Bolusverlust über die Hinterzunge in den Rachen, möglicherweise bis zur prädeglutitiven Penetration oder Aspiration
Propulsion/propulsiv	Vorwärtsbewegung, die Propulsion betreffend; beispielsweise der Transport von Speisebrei durch die Speiseröhre durch peristaltische Bewegung
pulmonal	die Lunge betreffend
regionär oder synonym regional	bezieht sich auf eine Körperregion, ein Gebiet oder eine anatomische Region
Regurgitation	Rückfluss, z. B. von Speisen
Rekurrensparese	Lähmung (Parese) der inneren Kehlkopfmuskulatur, ausgelöst durch eine Schädigung des Nervus laryngeus recurrens
Resektion	operative Entfernung von Organen, Strukturen oder Teilen davon
Residuen	postdeglutitive Bolusreste im Mundraum und Rachen
Retention	Zurückhalten von Bolusanteilen; der Vorgang, der zu Residuen führt; der Begriff Retentionen wird gelegentlich auch synonym zu Residuen verwendet
Schluckmanöver	kompensatorische Maßnahme, um unsichere oder nicht ausreichend effiziente Anteile des Schluckvorganges durch eine willkürlich angewandte Schlucktechnik wettzumachen; es wird dabei von der normalen Physiologie abgewichen
seromukös/ mukoserös	eine Mischform von serösem und mukösem Sekret; Begriff dient zur Charakterisierung von gemischten Drüsen
seröser Speichel	eher wässrig im Gegensatz zu mukösem, schleimigem Speichel
Sinus piriformis	birnenförmige (piriform) Schleimhautaussackungen des Hypopharynx rechts und links vom oberen Speiseröhrensphinkter. Plural: Sinus piriformes
Stenose	Verengung von Blutgefäßen oder Hohlorganen; als mögliche Nebenwirkung nach einer Radiotherapie kommt es beispielsweise zu einer pharyngealen Stenose, also zu einer Verengung des Pharynx
Stenosierung	Prozess der Verengung, Stenosenbildung

Stridor	pfeifendes, gut hörbares Geräusch beim Einatmen (inspiratorischer Stridor) oder Ausatmen (exspiratorischer Stridor), das durch eine Verengung der Atemwege entsteht
submukös	unter der Schleimhaut gelegen
Sulcus anterior	oder Mundvorhof, bezeichnet den Raum zwischen Schneidezähnen und Lippen
Sulcus lateralis	bezeichnet den Raum zwischen den Außenseiten der Mahlzähne und der Wangenschleimhaut
supraglottisch	Lagebezeichnung oberhalb der Stimmlippen, z. B. kann ein Tumor der Epiglottis auch als supraglottischer Tumor bezeichnet werden
Supraglottisschluck	Schlucktechnik zum willkürlichen, kompensatorischen Schutz der Atemwege während des Schluckvorganges
suprahyoidale Muskeln	obere Zungenbeinmuskeln, sie bilden die Grundlage des Mundbodens, unterstützen die Kieferöffnung und heben während des Schluckaktes das Zungenbein und ziehen es nach vorn
Tonsillen	meist werden damit die paarigen Gaumenmandeln gemeint, zum Immunsystem gehören jedoch auch eine Rachen-, eine Zungen- und zwei Tubenmandeln
Tracheostoma	künstliche Öffnung der Luftröhre durch Luftröhrenschnitt; synonym: Tracheotomie oder Tracheostomie; man unterscheidet zwischen dilatativem oder chirurgisch angelegtem Tracheostoma, das dilatative (aufgespreizte) Stoma wächst im Gegensatz zum chirurgischen Stoma nach Entfernung der Kanüle meist ohne chirurgische Maßnahmen zu
Triggerung	wird manchmal synonym mit Auslösung des Schluckreflexes verwendet. Die moderne Dysphagiologie vermeidet den Reflexbegriff, da es sich bei der pharyngealen Phase vielmehr um automatische und willkürliche Komponenten handelt, die auf Hirnstammebene ausgelöst/getriggert, aber vom Großhirn moduliert werden
Trismus	Kieferklemme oder Kieferkrampf nach Kopf-/Halstumor-Behandlung, meist ist eine typische Nebenwirkung von Operation oder Bestrahlung im Sinne einer Einschränkung der Kieferöffnung gemeint
Turmix-Kost	homogene Breikost, die in einem Mixer (z. B. Turmix) zubereitet wurde
Valleculae	zwei Schleimhautaussackungen zwischen Kehldeckel und Zungengrund, Singular: Vallecula
velar	das Gaumensegel oder Velum betreffend
velopharyngeal	die Region des weichen Gaumens (Gaumensegel) und des Rachenraumes betreffend/umfassend; so bezeichnet der velopharyngeale Abschluss einen Kontakt zwischen angehobenem Velum und Pharynxwand zum Abschluss des Naso- vom Oropharynx
Velum	Gaumensegel oder weicher Gaumen
Ventilton	bezeichnet einen Klick- oder Knacklaut, der entsteht, wenn die geschlossenen Stimmlippen gesprengt werden
Viskosität	bezeichnet die Zähigkeit von Flüssigkeit; je größer die Viskosität, desto dickflüssiger oder weniger fließfähig ist die Flüssigkeit
Xerostomie	Mundtrockenheit